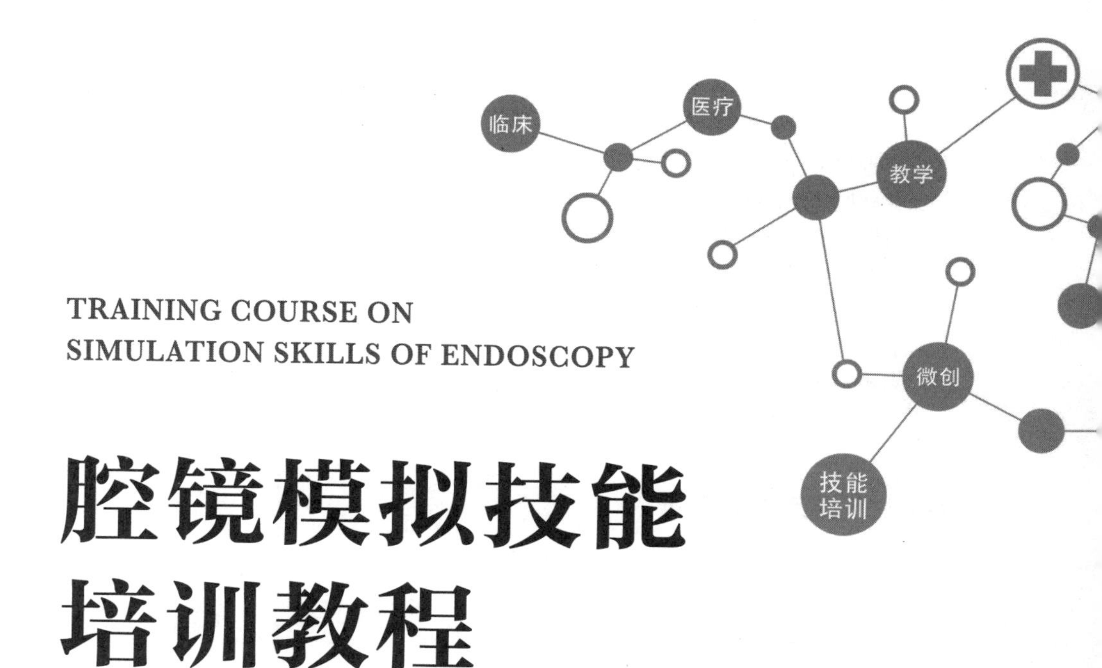

TRAINING COURSE ON
SIMULATION SKILLS OF ENDOSCOPY

腔镜模拟技能培训教程

主　审　宋瑰琦　肖　峻
主　编　沈　洲　汪梅朵

中国科学技术大学出版社

内 容 简 介

近年来，外科腔镜手术发展速度非常迅猛，腔镜模拟培训课程也逐渐开始纳入国家住院医师规范化培训和考核中。本书涵盖了普外科、泌尿外科、妇产科、胸外科、儿外科和手术护理等多个使用腔镜技术的学科，系统阐述了腹腔镜的基本理论、各专科理论、基本技能模拟操作和专科高阶技能模拟操作等规程，每一个规程后均制定了评分标准，并附有综合竞赛模拟题和理论考试题，对技能培训和模拟竞赛有着很好的参考和示范作用。

本书有助于提高外科专业方向的本科生、研究生以及住院医师的腔镜操作水平。

图书在版编目(CIP)数据

腔镜模拟技能培训教程/沈洲，汪梅朵主编. —合肥：中国科学技术大学出版社，2023.6

ISBN 978-7-312-05668-0

Ⅰ. 腔… Ⅱ. ①沈… ②汪… Ⅲ. 内窥镜—外科手术 Ⅳ. R61

中国国家版本馆 CIP 数据核字(2023)第 088732 号

腔镜模拟技能培训教程

QIANGJING MONI JINENG PEIXUN JIAOCHENG

出版 中国科学技术大学出版社
安徽省合肥市金寨路 96 号，230026
http://press.ustc.edu.cn
https://zgkxjsdxcbs.tmall.com

印刷 安徽国文彩印有限公司

发行 中国科学技术大学出版社

开本 710 mm×1000 mm 1/16

印张 10.75

插页 14

字数 215 千

版次 2023 年 6 月第 1 版

印次 2023 年 6 月第 1 次印刷

定价 46.00 元

编 委 会

主　　审　宋瑰琦　肖　峻

主　　编　沈　洲　汪梅朵

副 主 编（按姓氏笔画排序）

王　亮　刘迎春　李　敏　吴　杲　余建伟　徐从云

编　　委（按姓氏笔画排序）

王　亮　申　震　刘　慧　刘义迅　刘迎春　孙思楠　苏义林　杜　丽　李　恒　李　敏　杨　威　杨娟娟　吴　杲　余建伟　汪梅朵　沈　洲　陈　彪　陈永萍　林　垚　周子娟　项　平　胡海峰　宣　强　桂　云　徐从云　黄　涛　彭　影

前　言

近年来，外科腔镜手术发展速度迅猛，应用十分广泛，熟练掌握腔镜操作技术成为一名优秀的外科医生的必要条件。当前国内的腔镜模拟培训课程尚处于起步阶段，没有统一、规范的操作和考核标准。中国科学技术大学附属第一医院（安徽省立医院）是中管高校直属附属医院，历经百年风雨洗礼，已发展成为一所设备先进、专科齐全、技术力量雄厚，集医疗、教学、科研、预防、保健、康复、急救为一体的国内知名大型三级甲等综合性医院。在广泛开展各类腔镜手术的基础上，最新一代 Xi 达芬奇手术机器人也在普外科、泌尿外科、胸外科、妇产科等多科室广泛应用。我院是安徽省首批开展腔镜模拟培训的单位之一，曾承办两届安徽省外科腔镜技能大赛，在腔镜培训考核方面积累了丰富的经验，2022 年建成了华东地区领先的微创腔镜培训中心，进一步促进了腔镜模拟教学的开展。本书是我院腔镜教学团队老师们多年来智慧和经验的结晶，希望本书的出版对推动我国腔镜模拟教学的发展有所贡献。

本书共分为 6 章 24 节，涵盖了普外科、泌尿外科、妇产科、胸外科、儿外科和手术护理等多个使用腔镜技术的学科。前两章系统阐述了腹腔镜的基本理论和专科理论知识；第三章和第四章详细介绍了各种基本技能和高阶技能的腔镜模拟操作规程，包括练习目的、物品准备、操作方法、考核方法和评分标准表格等，内容详实，要点突出，图文并茂，为开展进阶式腔镜模拟培训提供参照；第五章为综合模拟竞赛试题，共有 9 套题目，涵盖题干、考核点、答案及思路、物品要求以及评分标准，对开展模拟竞赛有很好的指导作用；第六章为腹腔镜手术护理基本知识与技能，介绍了腔镜手术护理配合、操作规程及注意事项和常用腔镜器械的拆装操作等，有助于提高手术室护士的理论知识和操作水平。

本书在编写过程中得到了中国科学技术大学附属第一医院（安徽省立医院）各位专家、教授和教育前辈的大力支持，同时得到强生公司和国药集团安徽省医疗器械有限公司的技术支持，在此一并感谢。由于编者水平有限，书中不足之处难免，恳请读者提出宝贵意见以利于改进、完善。

沈洲　汪梅朵

2022年7月

目　　录

第一章　腔镜基本理论知识

第一节　腹腔镜技术发展简史

一、腹腔镜外科的起源

19 世纪末，德国外科医生 Georg Kelling（图 1-1-1）运用 Nietze 发明的光学系统，设计出了一种新型内窥镜用于直视检查胃内部，该内窥镜近端为硬质，而远端为软质。1901 年，Georg Kelling 用 Nietze 发明的膀胱镜（图 1-1-3）直接通过腹壁插入腹腔，观察空气注入腹腔后对腹内器官的影响（图 1-1-4），并称此为“体腔镜检查”[1]。同年，斯德哥尔摩的 Jacobaeus（图 1-1-2）首次开展人体腹腔镜检查并使用这一名称[2]，一年后其公开发布了 115 例腹腔镜检查的经验。此外亦有许多学者认为彼得堡妇科医生 Ott 首先于 1901 年进行了人体腹腔镜检查[3]。但实际上他是经阴道后穹窿切口而非腹壁入路来检查盆腔和腹腔内脏器。学术界基于 Georg Kelling 和 Jacobaeus 的贡献，将其二人称为腹腔镜外科的开创者。1929 年，德国肠胃病学家 Heinz Kalk 开发了一种经过改进的透镜和首个带有前视镜的高级腹腔镜，并因此获得“现代腹腔镜之父”的称号。

事实上，将腹腔镜技术引入外科手术实践是许多普通医生共同努力的结果，他们战胜了传统外科界对“尽量减少创伤”的质疑。由于当时大多数医生不熟悉腹腔镜技术，也没有为“文化冲击”和彻底改革手术概念做好准备，许多先驱者被忽视，被归类为梦想家，甚至被贴上“疯子”的标签。然而，正是这些医疗工作者们的持续努力，才奠定了腹腔镜在外科学中的基础。

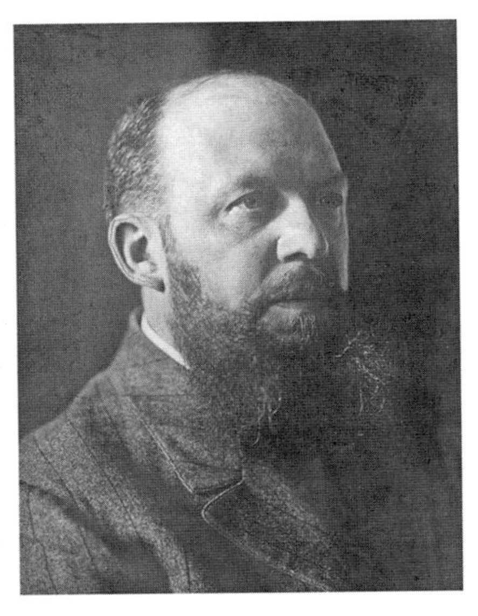

图 1-1-1　Georg Kelling(1866—1945)[4]

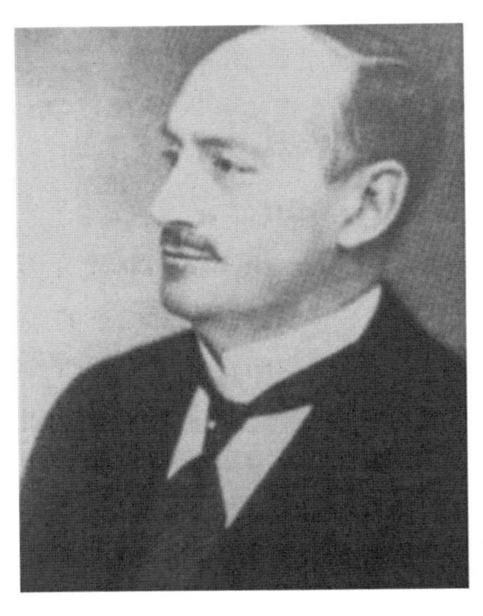

图 1-1-2　Hans Christian Jacobaeus(1879—1937)

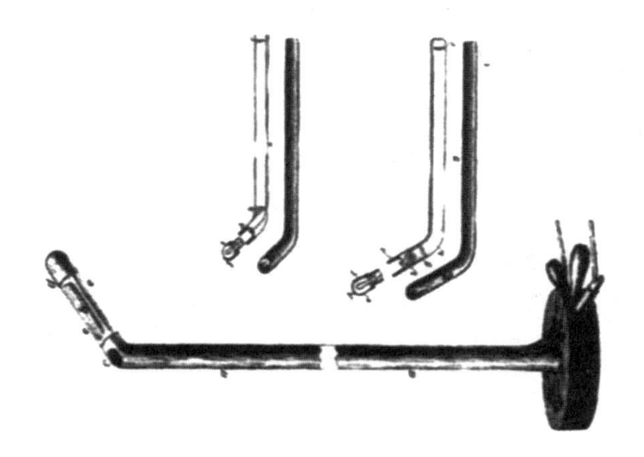

图 1-1-3　Nietze 的膀胱内部检视镜[4]

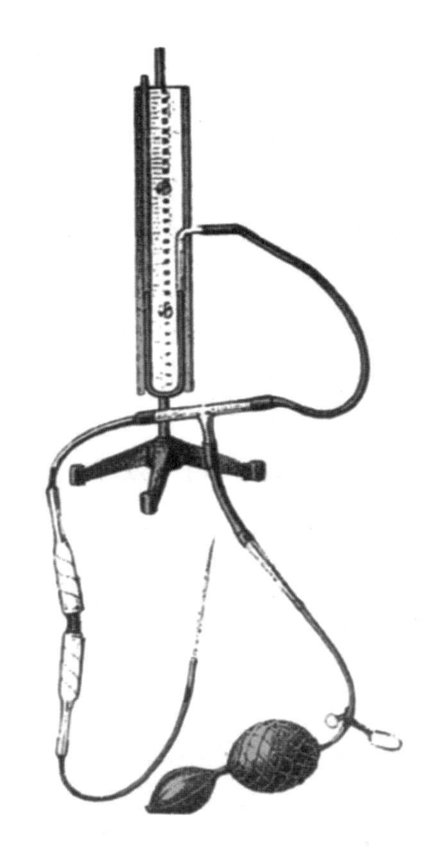

图 1-1-4　Georg Kelling 的气腹设备[4]

二、诊断性腹腔镜时代(1901—1933年)

Jacobaeus首先使用“腹胸腔镜”这个词,至1911年他已报道了115例腹腔镜检查。此后,腹腔镜检查在欧洲迅速普及。1911年,Johns Hopkins医院的Bertram M. Bernheim医生将腹腔镜技术介绍并引入美国,他将直肠镜配合耳鼻喉镜通过腹壁小切口插入上腹部,检查胃前壁、肝脏及膈肌的一部分。Nordentoft博士构造了一种类似于Jacobaeus胸腔镜的内窥镜,该内窥镜由直径为5 mm的套管针、一个流体阀和一个光学管组成,用于检查膀胱和腹腔内器官,并建议这种设备还可用于检查膝关节疾病,尤其适用于早期发现半月板病变[5]。

1918年,Goetze报道了一种使用更安全的腹腔镜自动气腹针,这标志着穿刺安全性越来越受到重视。

1922年,Korbsch把腹腔镜检查的适应证扩展至腹腔内疾病诊断。

德国胃肠病学家Kalk联合Heynemann公司改良了腹腔镜光学系统,使其具有更好的视野,并将视野盲区减少到10°,同时提倡使用双套管针穿刺技术。1929年,Kalk关于腹部内窥镜(腹腔镜)的42页的文章发表在《德国医学杂志》上[6]。1951年,Kalk对2000例腹腔镜检查病例进行了总结和报告。凭借其安全性及诊断准确性,Kalk被认为是德国腹腔镜检查术的创始人,也被公认为是真正的诊断性腔镜检查术的发明者。

三、外科腹腔镜时代(1933—1987年)

20世纪30年代,腹腔镜检查已成为一种成熟的诊断方法。在此期间,随着气腹机、穿刺针、成像系统及许多腹腔镜手术器械的进一步改进,各地医生开创了越来越多的腹腔镜手术方法并付诸实践。1933年,Fervers首次描述了在腹腔镜下使用活检器械进行的腹腔内粘连松解术。术中氧气与腹腔镜内高频电流结合产生的爆炸声和闪光让他非常担忧,因此,他建议改用二氧化碳作为建立人工气腹的首选气体,用于腹腔镜手术。John Ruddock于1934年开发了带有活检钳及单极电凝的腹腔镜系统[7]。1936年,德国医生Boesch首次使用单极电凝进行腹腔镜下输卵管绝育术。Benjamin Henry Orndoff尝试运用X线透视的方法来降低腹腔脏器损伤的风险，他用X线透视腹部以确定腹腔的扩张程度和器官的相对位置，他选择好位置及时机，避开内脏插入套管，通过套管置入腹腔镜进行观察[8]。1937年，Ruddock提出将胃镜和腹腔镜相结合来检查胃恶性肿瘤。1938年，匈牙利外科医生Veress设计的一种带有弹簧的穿刺针，可防止针尖损伤腹内脏器，这种穿刺针被人们普遍接受，并沿用至今。20世纪40年代，Kalk进行了腹腔镜引导下的肝活检，适用于肝病特别是流行性肝炎的诊断[9]。1952年，Fourestier制造出“冷光源”玻璃纤维照明装置。Hopkins设计的柱状石英腹腔镜光传输能力强，图像清晰，是现代腹腔镜手术使用的硬质内窥镜的原型机[10]。

德国基尔大学的妇科医生Kurt Semm在腹腔镜手术的发展中起到了至关重要的作用，他于1963年发明了自动气腹机来建立人工气腹和监测腹内压，而在此之前，气体则是通过注射器注入腹腔[11]。在没有深度感知优势的腔镜下，他发明的钩形分离剪能提供准确的组织横断。他设计的粉碎机可以安全地去除大块良性甚至恶性肿瘤组织。他发明的大容量冲洗/抽吸装置，可以防止管道堵塞，帮助排出凝块并获得清晰的手术区域。同时，其他器械，如持针器、锥形套管针、显微分离剪、施夹器和无损伤钳，也都是在基尔大学被概念化、创新并首次使用的。结合这些器械的发明，Semm设计了很多腹腔镜手术术式来取代传统的开放手术，如腹腔镜下输卵管结扎术，输卵管造口术，卵巢切除术、输卵管松解术、腹腔镜网膜粘连松解术、肠道缝合术、肿瘤活检术、子宫穿孔修复术等[12,13]。1982年，Semm成功开展了第一例腹腔镜阑尾切除术[14]。Semm还通过创建腹腔镜模拟训练器促进了腹腔镜训练，旨在教授外科医生腹腔镜手术所需的手眼协调和缝合技术。在Semm的指导下，两名德国普通外科医师Friedrich Goetz和Arnold Pier开始大规模开展腹腔镜手术。到20世纪90年代初，他们已经开展了数百例腹腔镜阑尾切除术，并且对急性阑尾炎手术步骤也进行了完善。Kurt Semm医生以一己之力推动了欧美的腹腔镜发展，他的著作被翻译成多种语言，在世界范围内被成千上万的外科医生阅读。

1976年，Georg Berci推出了一种微型、高强度、防爆氙弧灯，这种光源最初由军方开发，它进一步提高了内窥镜图像的清晰度和亮度，标志着腹腔镜系统又向前迈出了一大步[15]。

1983年，英国外科医生John E. A. Wickham首先提出微创外科的概念，但是腹腔镜的手术视野仅操作者本人可见，直到1986年，随着微型摄像机在医学界的应用，腹腔镜和摄像机的结合使外科手术团队的所有成员都能看到手术视野，从而参与手术[16]。

四、现代腹腔镜时代(1987年至今)

1987年，法国里昂医生Mouret为一名女性进行了世界上第一例电视腹腔镜胆囊切除术[17]。腹腔镜胆囊切除术在世界范围内引起了巨大的震动，腹腔镜外科成为最具活力的领域，短时间内各种腹腔镜手术相继出现。1988年6月，来自世界各地的大约500名外科内镜专家来到柏林参加第一届世界内镜外科大会，对许多外科医生来说，柏林举行的第一届大会让他们对内镜产生了浓厚的兴趣，甚至也成为他们职业生涯的重要转折点[18]。1988年10月，Perissat描述了一种利用腹腔镜手术治疗胆囊结石的技术，他们首先借助体内超声碎石机清除结石，接下来进行胆囊造口术或胆囊切除术，取得了良好的效果[19]。1996年，腹腔镜手术首次通过互联网直播，使得腔镜技术的影响力进一步扩大，让外科医生有了新的学习途径。

我国外科腔镜技术起步虽晚，但发展迅速[20]，改革开放后，腹腔镜技术引入国内，1980年郎景和率先报道了在妇科临床应用腹腔镜行诊断性检查的经验[21]。1991年，香港中文大学威尔斯亲王医院的钟尚志医生应邀在广州医科大学附属第一医院演示腹腔镜胆囊切除术。同年，云南省曲靖市第二人民医院的荀祖武医生在国内成功开展了首例电视腹腔镜胆囊切除术，成功开启了我国腹腔镜外科的先河[22]。1992年，王秋生等在《中华外科杂志》发表《腹腔镜胆囊切除术的历史、现状与展望》，较详细地介绍了国外腹腔镜胆囊切除术的进展，引发我国开展腹腔镜胆囊手术的第一次热潮，云南、广州、北京、上海、天津、成都等地的外科医生开展了这一手术。1995年，中华医学会成立腹腔镜外科学组，有力地促进了腹腔镜技术的推广与发展。据不完全统计，我国已完成腹腔镜手术的种类、病例数及手术效果均处于国际先进水平[23]。

五、3D腹腔镜的兴起(1993年至今)

1992年4月，Karlsruhe Nuclear Research Center设计出第一台3D腹腔镜系统后，至少6家制造商为医疗行业提供了3D腹腔镜系统。自2012年以来，上海瑞金医院、北京协和医院等多家医院先后开展了3D腹腔镜手术。经过20年的发展，3D腹腔镜手术是否具有优势仍然是一个争议性的话题。由于目前的3D腹腔镜是按照3D成像原理进行工作，绝大多数双摄像头的位置是固定的。因此，在实际工作中，尚无法做到如2D腹腔镜旋转镜头切面的角度来改变视角。在这种情况下，当目标术野中出现其他组织遮挡时，其后方的解剖结构则难以显露。后来随着技术的发展出现了可弯曲高清3D镜头可以弥补此方面的不足。另外，由于3D腹腔镜镜头所具备的放大高清立体效果，使得扶镜手轻微的手部震颤或小幅度的镜头快速调整都会使视频图像晃动更为显著，可能给术者带来眩晕、头痛、重影等视觉不适或疲劳。然而，这些主观不适症状并未影响术者视觉功能的各项客观参数。随着硬件技术的不断提高，3D腹腔镜的舒适度明显改善，与2D腹腔镜差异日趋缩小。Hanna等于1998年进行了一项关于3D腹腔镜手术的RCT研究，认为与2D腹腔镜相比，3D腹腔镜可以在外科手术中提供手术视野的三维立体感和空间纵深感[24]。二维成像系统缺乏足够的纵深感限制了腹腔镜的发展，尤其手术中腹腔镜的移动、解剖结构的大小、阴影及纹理的变化会间接影响术者对深度、空间定位以及准确性的感知，而3D腹腔镜恰好解决了上述问题，因此3D腹腔镜技术的出现为微创外科带来了新的方向。

六、机器人辅助腹腔镜手术时代(1993年至今)

机器人手术最初用于具有固定解剖标志的学科，如神经外科和骨科。可编程通用装配机(PUMA)是由Unimation (Westinghouse Electric, Pittsburgh, PA)开发的一种工业机器人，在1985年被用于操纵外科手术器械进行脑立体定向活检[25]。器官随呼吸的可移动性使机器人手术在其他的外科手术中应用困难。20世纪80年代，随着美国陆军远程手术概念的发展和成熟，远程手术逐渐应用于医疗行业，这是目前腹腔镜机器人手术的雏形。1994年，血管外科医生Jon Bowersox在一次野外训练演习中，通过MASH帐篷和MEDFAST车辆之间的无线微波连接，实施了第一次远程手术(离体猪肠肠吻合术)[26]。AESOP(Computer Motion公司)机器人手术系统自1993年成立以来，至今已被用于胃肠外科、泌尿外科、胸外科和心脏外科等领域的数十万次微创手术。ZEUS© 机器人手术系统类似于AESOP系统，内窥镜固定臂是语音控制的，另外两个手臂有四个自由度，持有各种由外科医生控制台的操纵杆所操纵的器械。连接这两个部分的计算机系统可以过滤震动并将运动缩小1/2～1/10倍，在血管外科、妇科、普外科均有使用，并于2001年9月7日完成了第一个跨大陆的机器人辅助腹腔镜胆囊切除术：一名外科医生(Jacques Marescaux)在纽约的操作台上通过高速网络对法国斯特拉斯堡(Strasbourg)的一位患者进行手术[27]。当前全球应用最广泛的达芬奇手术机器人是由美国Intuitive Surgical公司研发的[28]。1999年1月，第一版达芬奇三臂手术系统在欧洲问世，并于2000年7月获得FDA的批准，广泛应用于胃肠外科、泌尿外科、妇科和心脏外科[29]。2002年12月，带有第四个机械臂的新机型被FDA批准用于临床，这为外科医生提供了控制和改善解剖结构暴露的可能性，通过使用第四个机械臂可对脏器组织进行牵引，从而减少对手术助手的依赖[30]。与传统腔镜手术相比，达芬奇机器人具有更清晰的图像、更灵活的操作臂和更稳定的动作，并迅速在世界范围内开展多种类型的手术，但其昂贵的仪器设备、维修保养费用、治疗费用会造成国家医保、医院和患者经济压力，医疗成本增加[31,32]。随着近年来多款国产机器人的研发并逐步进入临床应用，机器人辅助腹腔镜手术将会是未来的重要发展方向。

腹腔镜技术的发展经历了数百年的积累，每一次技术的革新都建立在各个子系统逐步成熟的基础上，光学系统更加安全和稳定，手术器械越来越精细与丰富，外科医生的手术技能在机器人的辅助下将更加稳定与精细。相信随着科学技术的发展，微创技术将会有更光明的前景和未来。

七、腹腔镜外科发展史上的里程碑

1901年，Georg Kelling用空气造气腹，通过“Koelioskopie”体腔镜观察狗腹腔。

1911年，H. C. Jacobaeus观察腹水患者的腹腔。

1918年，O. Goetze设计自动气腹针。

1929年，Heinz Kalk设计135°视角的窥镜，运用双套管针穿刺技术。

1934年，John Ruddick设计带有活检钳及单极电凝的腹腔镜系统。

1938年，Veress设计弹簧气腹针。

1952年，Fourestier制造出“冷光源”玻璃纤维照明装置。

1952年，Hopkins设计柱状石英腹腔镜。

1963 年，Kurt Semm 设计自动气腹机。

1986 年，微型摄像机应用于腹腔镜。

1987 年，Philippe Mouret 完成世界上第一例电视腹腔镜胆囊切除术。

1991 年，荀祖武等在我国第一次开展电视腹腔镜胆囊切除术。

1992 年，Karlsruhe Nuclear Research Center 设计出第一台 3D 腹腔镜系统。

1994 年，机器人手臂用于腹腔镜手术。

1996 年，腹腔镜手术第一次通过因特网进行直播。

1999 年，第一版达芬奇三臂手术系统在欧洲问世。

2001 年，第一台跨大陆的机器人辅助腹腔镜胆囊切除术顺利实施。

第二节　腔镜手术常用入路与操作空间建立

微创手术入路损害程度虽小，仍需要术者加以重视。术者在选择手术入路和建立操作空间方面需要规范流程、精细操作。

一、腹腔镜常见手术入路与操作空间建立

（一）平卧位手术常见入路

1．腹腔内入路

经腹入路是腹部外科的主流入路，具有操作空间大，术野解剖标志多且清晰的优势[33-34]。经腹腔入路，适用于腹腔内脏器手术，以及病变范围较大且复杂的手术，同时对多脏器手术也有其优势。

（1）麻醉和体位

全身麻醉，平卧位，也可以根据不同类型的手术摆放头高脚低位、头低脚高位、人字位或截石位等（图 1-2-1、图 1-2-2）。

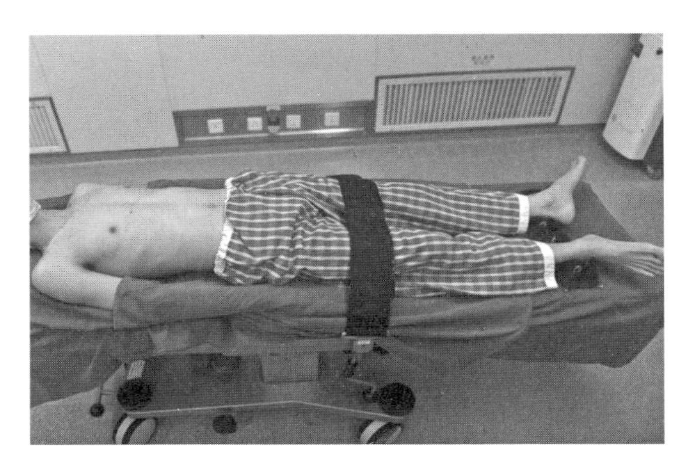

图 1-2-1　平卧位

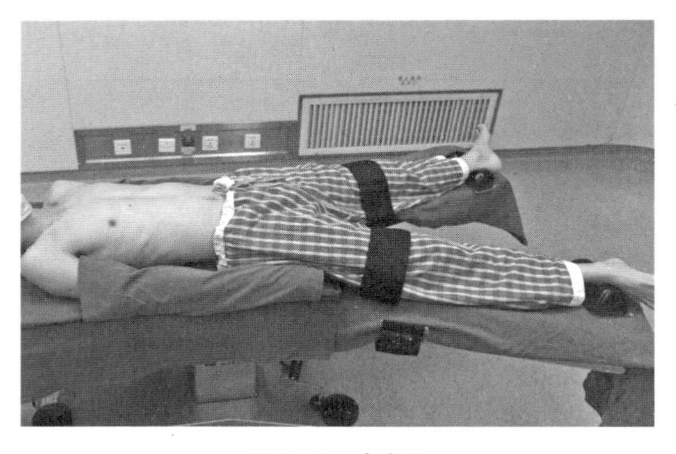

图 1-2-2　人字位

(2) 穿刺器位置

第一个穿刺器位置(观察孔),一般选择脐上或脐下缘切口,脐部褶皱可以较好隐蔽切口。首先切开皮肤 1.5~2 cm,切口两侧用巾钳尽力向上提起腹壁皮肤,保证足够穿刺空间,Veress 气腹针垂直皮肤穿刺,穿破筋膜和腹膜会有两次突破感。之后行充气实验或注水实验确定气腹针是否已进入腹腔内。穿刺成功后,经气腹针向腹腔内注入 CO_2,成人气腹压力通常设定为 12~15 mmHg,待腹腔内充气膨胀,可拔出气腹针,经切口置入穿刺器作为观察孔,监视器下可探查整个腹腔,查看肠管和其他脏器是否存在损伤。

第一个穿刺器置入到位后，可直视下置入其他操作套管。在选择穿刺点时，可以使用腹腔镜直视观察，避开穿刺点下方脏器和肠管，同样可以在腹腔镜镜头灯光下观察到腹壁下血管，切开皮肤和穿刺时应注意避开。

如果患者既往有腹部手术史，可能存在肠管粘连，为避免肠管损伤，应选择开放法，逐层切开组织进入腹腔，确保推开肠管后再放入穿刺器，最后将皮肤缝合固定避免漏气。

2. 腹膜外入路

腹膜外入路可以保持腹膜完整，术野内没有肠管干扰，腹腔内脏器受到干扰也更少。Retzius 间隙（耻骨膀胱间隙、耻骨后间隙、膀胱前间隙）的前方是腹横筋膜，后方是壁层腹膜，间隙内充满疏松结缔组织和阴部静脉丛，向上与腹前外侧壁的腹膜外筋膜延续，在耻骨膀胱间隙的深面，有横行粗大密集的耻骨后静脉丛，向会阴方向汇集成阴茎背侧静脉丛，在分离时避免过深，防止损伤。该入路是泌尿外科下尿路手术常用入路[35]。

（1）麻醉和体位

全身麻醉，平卧位，垫高臀部，并摆放头低脚高位。

（2）穿刺器位置

第一个穿刺位置（观察孔），一般在脐下，根据手术需要做弧形或正中切口，切开皮肤，逐层切开直到切开腹直肌前鞘，暴露腹直肌，用手指游离腹直肌和后鞘之间的间隙，手指将腹膜外空间推开，注意保护腹膜，置入球囊扩张器，卵圆钳引导球囊放置于分离出腹膜外腔隙内，球囊注入空气 600～1000 mL（根据患者体型适当调整），控制球囊充气量，避免其在腔隙内破裂，之后放出空气、取出球囊，观察其完整性，如果破裂需要腔镜探查体内是否遗留气囊碎片。置入穿刺鞘，将皮肤缝合固定，充入 CO_2，维持气腹压力至 15 mmHg，置入镜头。

第一个穿刺器置入到位后，在选择穿刺点时，可以将镜头贴向腹壁，移开手术灯，观察腹壁下血管走行，切开皮肤和穿刺时注意避开。注意在穿刺时避免腹膜损伤，穿刺时也可以从第一穿刺通道探入手指，手指引导两个穿刺点的穿刺器。同样可以先建立气腹后，在监视器直视下置入两侧穿刺器。

（3）自制球囊扩张器

取 8 寸无菌手套一只，于指套根部丝线结扎后剪去指套部分，将 8 寸一次性导尿管插入手套，并于手套口丝线结扎固定(图 1-2-3)。

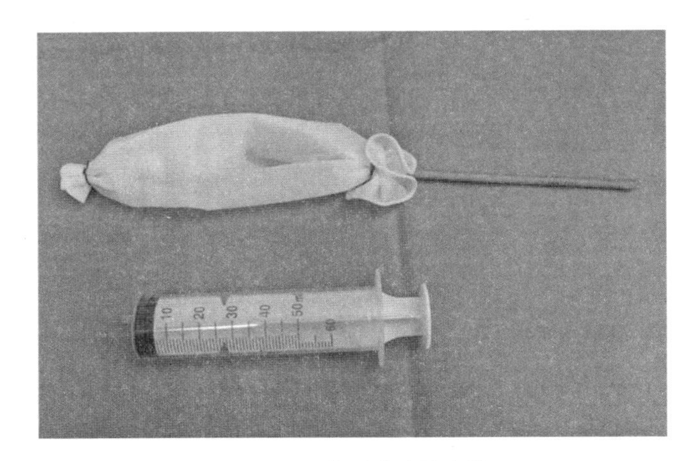

图 1-2-3　自制球囊扩张器

(二) 侧卧位手术常见入路

1. 腹腔内入路

该入路具有操作空间大，术野解剖标志多而清晰的优势。应用经腹腔入路，可以处理手术区较大、病变范围较大且复杂的手术，同时对多脏器手术都有其优势。

(1) 麻醉和体位

全身麻醉，常用健侧卧位，暴露手术野(图 1-2-4)。

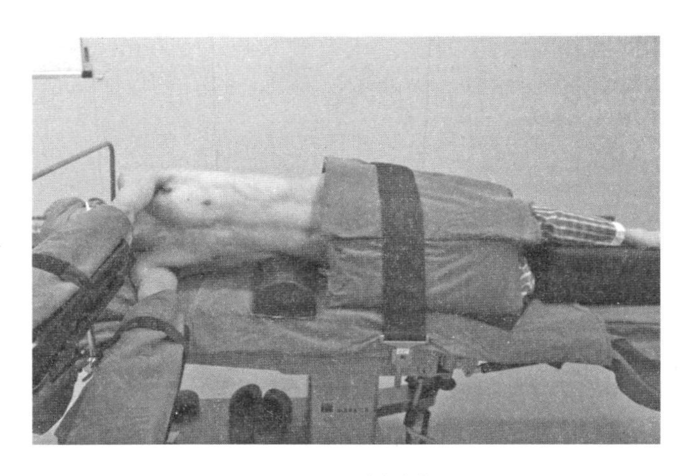

图 1-2-4　侧卧位

（2）穿刺器位置

以腹腔镜根治性肾切除术为例，第一个穿刺位置（观察孔）常规选择脐上平腹直肌外缘。首先横向沿腹直肌方向切开皮肤1.5～2 cm，切口两侧用巾钳向上提起腹壁皮肤，保证足够穿刺空间，Veress气腹针垂直皮肤穿刺，穿破筋膜和腹膜会有两次突破感，之后可用充气或注水实验确定气腹针是否已进入腹腔内。穿刺成功后，经气腹针向腹腔内充入CO_2，待腹腔内充气膨胀，拔出气腹针，经切口置入穿刺器作为观察孔，探查肠管和其他脏器有无损伤。

第一个穿刺器置入到位后，直视下置入其他操作套管，在选择穿刺点时，直视观察下避开穿刺点下方的脏器，同时将镜头贴向腹壁，移开无影灯，观察腹壁下血管走行，避免损伤。

2．腹膜后入路

印度医师Gaur发明了腹膜后球囊扩张器，经腰部小切口可以扩张腹膜后间隙，由此出现了“后腹腔”和“后腹腔镜”的外科学概念[36]。腹膜后间隙（retroperitoneal space，RS）是壁腹膜和腹横筋膜之间的解剖间隙及其解剖结构的总称，是充满脂肪、结缔组织和筋膜的潜在间隙，其前界为壁腹膜，后界为腰大肌和腰方肌筋膜，上界为横膈，下达盆底筋膜，两侧为侧锥筋膜。腹膜后器官少，于其间操作对腹腔内器官影响较小，在经过张旭院士等对腹膜后腹腔镜手术的普及和推广，现在国内泌尿外科医生在上尿路手术时常选择腹膜后入路[37]。

（1）麻醉与体位

全身麻醉，侧卧折刀位，以增大肋弓与髂嵴之间的空间（图1-2-5）。

（2）穿刺器位置

第一个穿刺位置（观察孔），一般位于髂嵴上方一横指，靠腹侧可触及髂嵴前方凹陷，穿刺位置可在凹陷上方，腋前线稍靠腹侧，皮肤切开约2 cm，用血管钳钝性分离至肌层，达腹膜后间隙，正下方为腹膜后脂肪。手指进入腹膜后间隙明显空虚感，用手指分离出一腔隙，向腹侧推开腹膜，防止腹膜损伤。

球囊扩张器置入髂嵴上方切口内，卵圆钳引导球囊放置于分离出后腹膜腔隙内，球囊注入空气600～1000 mL（根据患者体型适当调整），控制球囊充气量，避免其在腔隙内破裂，之后放出空气、取出球囊，观察其完整性，如果破裂需要腔镜探查体内是否遗留气囊碎片。

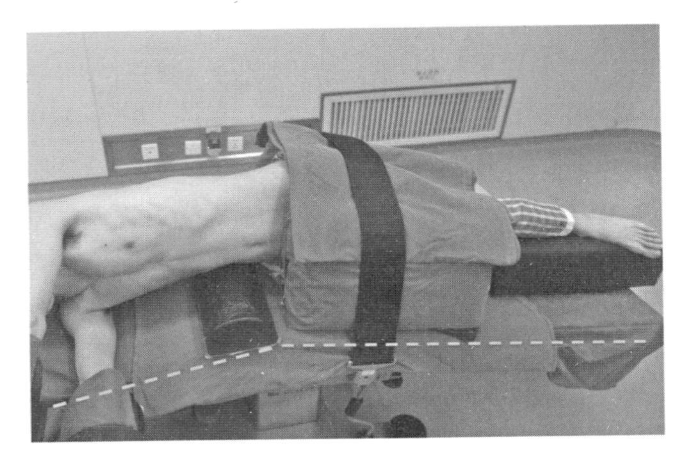

图 1-2-5 侧卧折刀位

第二、第三个穿刺器位置(操作通道),背侧一般位于第 12 肋下和腰大肌外缘,可触及肌肉凹陷空虚感,腹侧以前两个穿刺点为定位,呈等腰或等边三角形,一般选在腋前线肋缘下一横指位置。在穿刺时避免损伤腹膜,从第一穿刺通道探入手指,引导两个穿刺点的穿刺器。同样可以先建立操作空间后,镜头直视下置入两侧穿刺器。

二、胸腔镜常见手术入路与操作空间建立

普胸外科目前主要涉及肺部疾病、纵隔疾病及食管疾病,胸腔镜在不同疾病中的入路略有差别。由于胸膜腔为自然体腔,无需建立人工气胸,但肺门纵隔位置较深,手术入路的选择既要满足术者操作的安全和便利,也要兼顾全胸腔视野的充分暴露。

(一) 肺外科入路的建立

1. 麻醉和体位

全身麻醉(包括双腔气管插管及支气管封堵器),健侧卧位,上肢平伸,充分暴露手术野(图 1-2-6)。

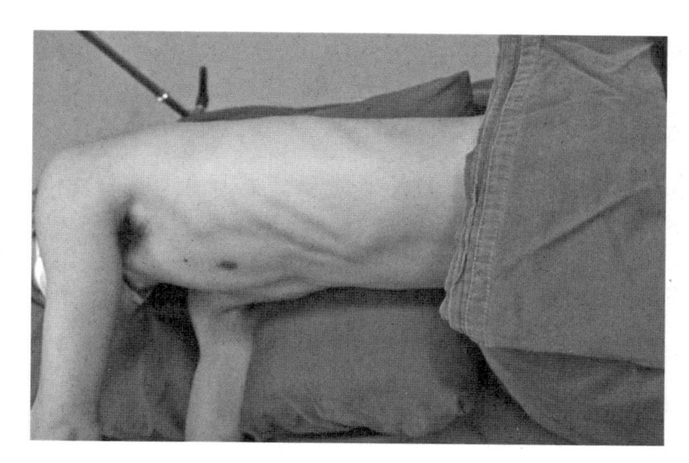

图 1-2-6　胸科侧卧位

2. 切口的位置

早期胸腔镜较多采用“三孔法”，一般选择腋中线第 7 肋间 1 cm 切口为观察孔，腋前线第 4 或第 5 肋间 3～4 cm 切口为主操作孔，辅助操作孔变化较多，可采用第 7～9 肋间 2 cm 切口为辅助操作孔。目前肺外科胸腔镜入路逐渐过渡为单孔，一般选择腋前线与腋中线之间第 5 肋间 2～4 cm 小切口即可。此外，机器人辅助胸腔镜肺手术仍选择三孔居多，且观察孔及辅助孔位置更低，一般选择腋中线第 9 肋间及腋后线第 9～10 肋间(图 1-2-7)。

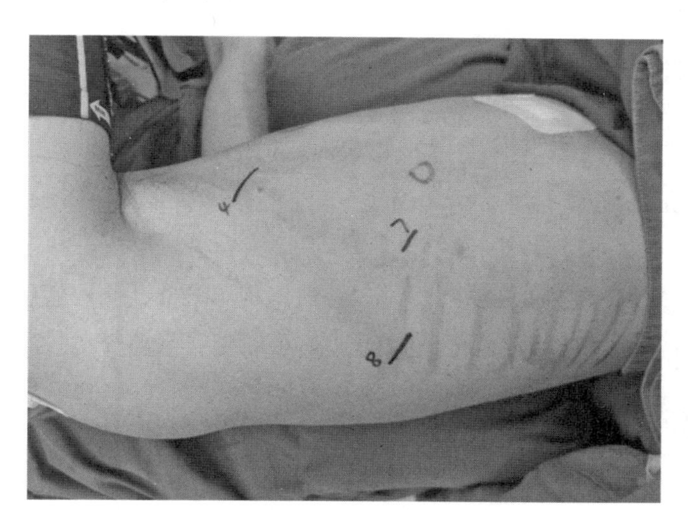

图 1-2-7　“三孔法”穿刺孔位置

（二）纵隔外科入路的建立

1．麻醉和体位

全身麻醉，健侧卧位，前纵隔疾病选择 45°斜坡卧位，暴露手术野（同腹腔内入路侧卧位）；中、后纵隔疾病选择 70°～90°侧卧位，暴露手术野（同肺外科入路）。

2．切口的位置

纵隔疾病经胸入路的单孔胸腔镜切口一般选择腋前线与腋中线第 4 肋间，多孔胸腔镜操作口可选择腋前线第 3～4 肋间，镜孔可选择腋中线第 6～7 肋间，辅助操作孔可省略。

（三）食管外科入路的建立

1．麻醉和体位

全身麻醉（包括双腔气管插管或支气管封堵器），选择侧卧位，上肢平伸，暴露手术野。

2．切口的选择

食管疾病如需行食管切除＋消化道重建，一般采用胸腹腔镜联合手术入路，其中胸腔镜部分视术式选择不同而略有变化，一般来说，食管胃胸内吻合的术式（Ivor-Lewis 术式）的切口选择“三孔法”，具体参见肺外科三孔法介绍；食管胃颈部吻合的术式（McKeown 术式）的切口既可以选择“三孔法”，也可以选择“四孔法”通过人工气胸完成手术，“四孔法”布孔位置呈菱形，例如可选择腋前线第 7 肋间 1 cm 切口为镜孔，腋后线第 9 肋间 1 cm 切口、腋前线第 4 肋间 0.5 cm 切口、腋中线偏后第 5 肋间 0.5 cm 切口为操作孔。

食管良性疾病胸腔镜入路多选择“三孔法”，近年来单孔胸腔镜技术逐渐成熟，也有部分学者尝试进行单孔入路，具体参见肺外科单孔入路介绍。

（四）其他特殊胸部手术的体位及入路

近年来前纵隔疾病手术可选择剑突下入路，采用单腔气管插管全麻，无需闭肺，体位等同于平卧位，一般上背部垫薄枕以抬高胸部，暴露剑突，剑突处单孔切口多为纵行3～4 cm小切口。“三孔法”将剑突下切口设为观察孔，并选择双侧锁骨中线与肋弓交叉处建立两个朝向镜孔的操作通道，分别置入5～12 mm穿刺器，通过建立人工气胸完成手术。

剑突下入路单孔胸腔镜目前也应用于双肺疾病同期手术中，配合双腔气管插管麻醉，体位和入路同上。

胸腔镜下双侧胸交感神经链切断术治疗手汗症可采用“沙滩体位”，即上半身取半卧位，双臂90°外展，暴露双侧腋下手术野，单孔切口可选择为腋中线第3或第4肋间1 cm小切口(图1-2-8)。

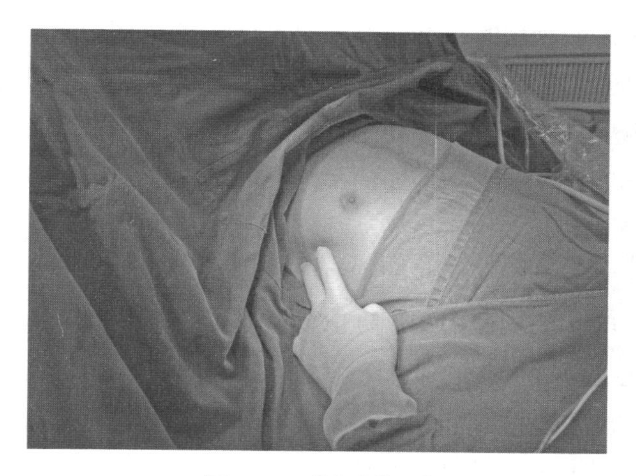

图1-2-8　“沙滩体位”

三、经自然腔道与经脐入路

如前所述，随着微创技术的迅速发展和普及，腔镜手术向着瘢痕最小化、无瘢痕不断进展。经自然腔道内镜手术(natural orifice transluminal endoscopic surgery, NOTES)，即是经过自然腔道(胃、直肠、尿道或阴道)置入操作器械，做到腹壁无手术瘢痕。常用的“自然腔道”入路是经口-胃，经肛门-结肠以及经阴道途径。进入应用阶段需要的是稳妥的穿刺通道闭合技术，包括缝合，内镜下用血管夹夹闭或闭合装置，需要进一步研究如何妥善关闭切开和避免胃、肠瘘。NOTES技术难度和器械要求较高，而且存在腹腔感染和脏器穿刺孔瘘等风险。现在同时开展了经脐入路内镜手术(transumbilicalendoscopic surgery, TUES)，经脐入路内镜手术基本上可以做到腹壁无瘢痕，经脐切口置入带有多通道的套管进行手术操作，和NOTES对比，TUES的技术难度和器械要求大大降低，脐部褶皱位置切口，术后愈合，腹壁几乎可以做到无瘢痕。

附　气腹建立常用穿刺方法

（一）Veress针闭合穿刺

这是目前最广泛使用的方法，其优点是安全省时，气腹的密闭性很好。由于特有的弹簧安全装置，使用Veress针穿刺充气一般是安全的，穿刺损伤主要发生在使用穿刺针做第一次盲穿的过程中损伤肠管脏器。大多数的术者乐于采用该方法来建立气腹，开放法则主要用于有腹部手术史的患者。

（二）开放法

开放法即Hasson法，目的在于防止腹腔内粘连时Veress针盲穿引起的脏器损伤。方法是在欲建立气腹的部位切开皮肤，分离腹壁组织后切开腹膜，以手指分离腹内粘连，然后置入并固定Hasson套管，经此向腹内充气完成气腹。更多研究者还是认为开放法比直接法及闭合法要安全。开放法建立气腹的主要缺点是费时，术中还可能发生气体泄漏；另外，当肥胖患者采用开放法建立气腹时切口要做得够大，这会影响微创的效果。

（三）直接穿刺法

该法省略了Veress针穿刺的闭合法，优点是可缩短建立气腹的操作时间。具体方法：做脐部皮肤切口后，分离切口深面皮下组织直至筋膜，术者与助手各自提起脐两侧腹壁，腕关节旋转用力将套管锥直接刺入腹腔，拔除锥芯后经套管侧孔进气。逻辑上讲，由于没有Veress针的保护性设置，该法应比闭合法更易损伤腹内脏器，且一旦发生损伤，其程度也应比Veress针造成的损伤更为严重。

注水实验：当气腹针穿刺后，可将10 mL不带针芯注射器与气腹针末端接通，里面注入生理盐水，如果盐水缓缓流入则表示气腹针到达正确位置。如果穿刺入肠管或其他脏器，回抽可能会有血液和肠内容物，需要拔出气腹针，处理并发症。如果液体不能流入气腹针，则将5～10 mL生理盐水注入，回抽注射器；如果气腹针注入腹腔内，则不能回抽出液体，如果可抽出盐水，则考虑穿刺位置位于腹膜前间隙或肌肉间隙内，需要调整气腹针。

充气实验：当气腹针穿刺后，充气管连接气腹针，向腹腔内充气，如果穿刺位于腹腔内，气腹机压力读数小于10 mmHg。压力如果高于此，则考虑未进入腹腔或针尖堵塞。轻微调整针尖角度，或者尽力上提巾钳将腹壁提起；如果依然很高，需要拔出气腹针，重新调整位置穿刺。当正确置入腹腔，充气后腹部均匀膨胀，叩诊鼓音，当膨胀到合适大小后，拔出气腹针，置入穿刺器。

第三节　腹腔镜手术常用器械的基本功能和使用方法

腹腔镜手术离不开腹腔镜设备和器械，腹腔镜设备（图1-3-1）通常包括视频系统、CO_2气腹系统，此外冲洗系统、电外科系统等也是腹腔镜手术的常用设备。

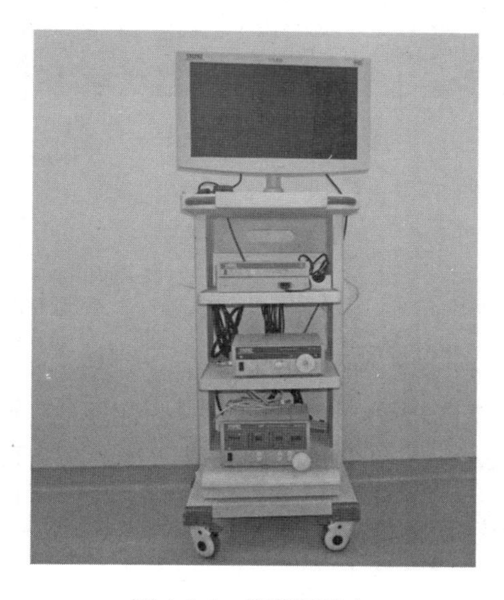

图1-3-1　腹腔镜设备

一、视频系统

（一）腹腔镜镜头

腹腔镜镜头（图 1-3-2）有 10 mm、5 mm、3 mm 等多种规格，成人一般使用 10 mm 镜头，儿童使用 5 mm 及 3 mm 针式腹腔镜镜头较多。依据镜头前端角度不同，可分为 0°、30°、45°、70°等。0°镜视野小，无需转动镜身调整视野，适用于初学者。30°镜视野广且利于变换，可调节镜身从不同角度观察视野，有效减少手术盲区，临床应用也较广泛。

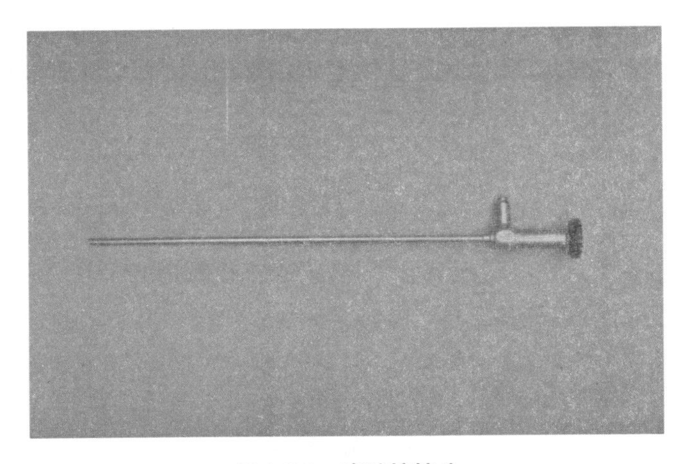

图 1-3-2　腹腔镜镜头

（二）冷光源

包括冷光源机（图 1-3-3）和光纤（图 1-3-4）。冷光源机常用的光源有以下四种：氙气灯、金属卤灯、卤素灯、低温弧光冷光源。其中氙气灯是目前最常用的冷光源，灯泡使用寿命可达 500 小时。腹腔镜常用 4.8 mm 光纤，需注意在使用时谨防扭曲，避免折断光纤。此外，光纤的镜端较长时间接触布类可引起燃烧，在使用时需注意安全。

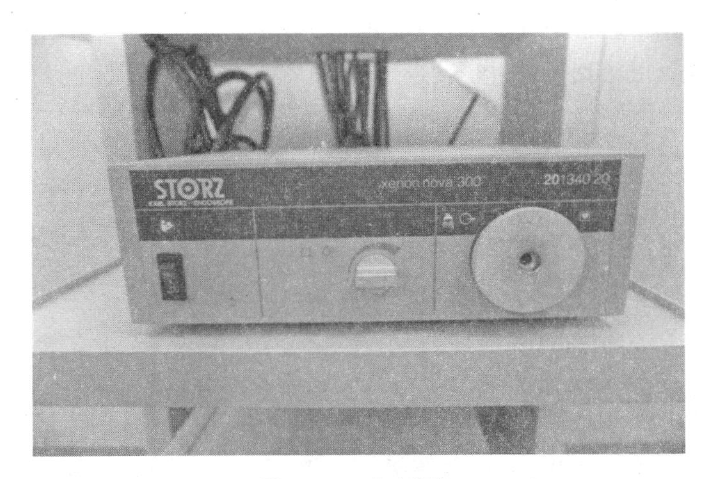

图 1-3-3　冷光源机

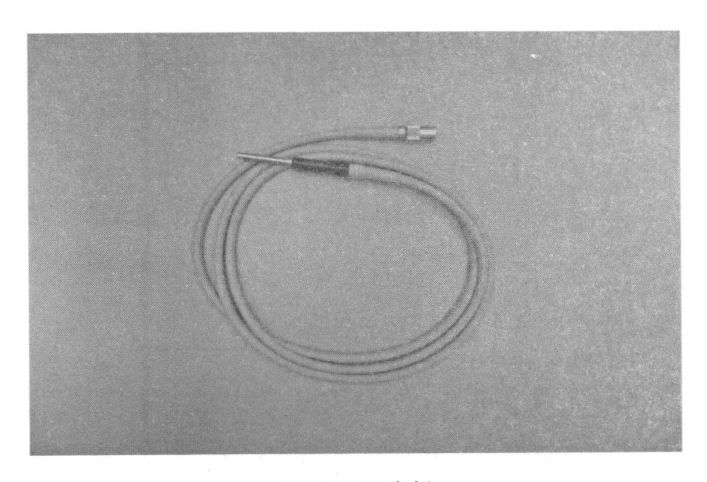

图 1-3-4　光纤

（三）摄像系统

腹腔镜摄像系统（图 1-3-5）包括摄像头、信号转换器、电缆和主机。腹腔镜镜头通过多个柱状透镜成像，传到摄像头的信号转换器，信号转换器将传输到它上面的图像信号转变为电信号，再传输给主机处理后，输出视频信号到监视器上。

以 KARL STORZ 公司 IMAGE 1 S “超高清”摄像系统为例，摄像头（图 1-3-6）

上棕色聚焦环用于调节图像清晰度，蓝色光学变焦环用于图像的放大和缩小。摄像头按键功能可以根据需要进行预设，常规设置为左键拍照，右键录像。

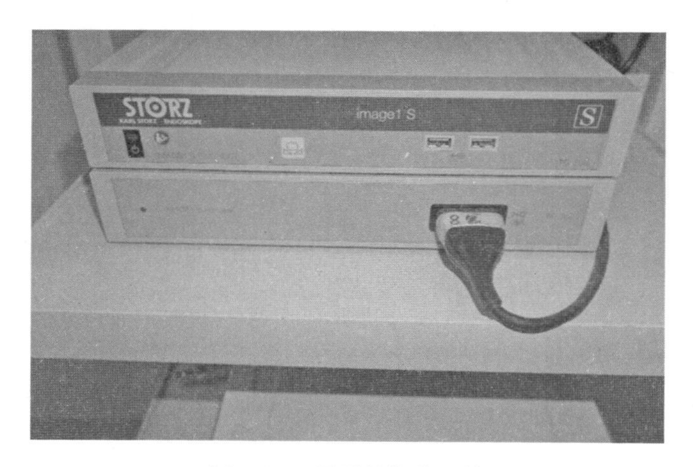

图 1-3-5 腹腔镜摄像系统

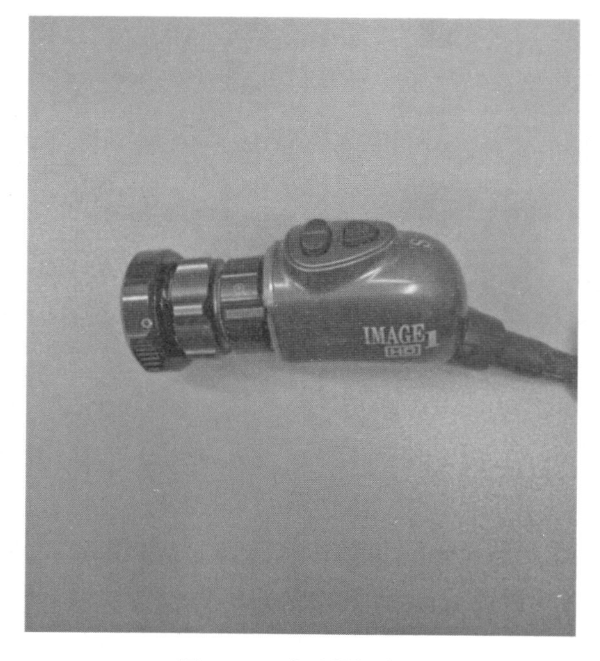

图 1-3-6 腹腔镜摄像头

（四）监视器

目前一般使用液晶监视器，尺寸多为 19～24 寸，有分辨率 480P 的标清显示器、720P 的高清显示器及 1080P 的全高清（Full HD）监视器。监视器通常放置于术者侧前方，其高度与术者视线持平。

二、CO_2 气腹系统

建立 CO_2 气腹的目的是为手术提供足够的空间和视野，CO_2 气腹系统主要包括全自动气腹机（图 1-3-7）、CO_2 钢瓶等。

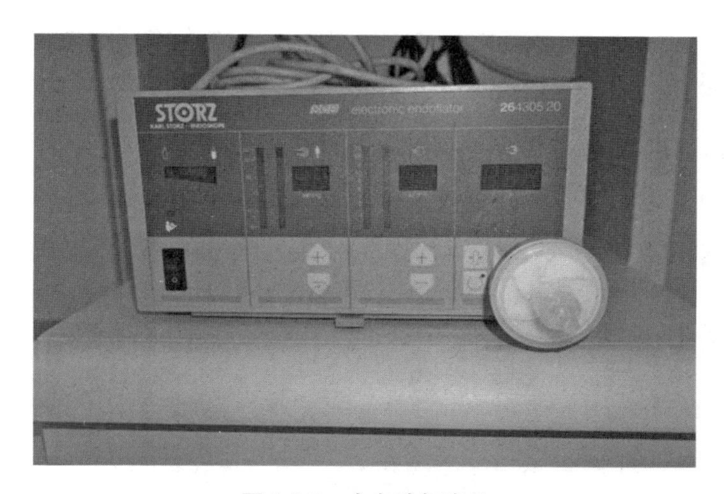

图 1-3-7　全自动气腹机

全自动气腹机可以依据所预设的气腹压力、CO_2 气体流速，自动充入 CO_2 气体并调节压力，恒定维持所设定的气腹压。可以显示腹腔内预设压力，腹腔内实际压力，CO_2 气体注入腹腔的流速、流量，注入腹腔的气体总量。通常成人预设气腹压为 12～15 mmHg，儿童 8 mmHg 左右，新生儿 6 mmHg。

三、冲洗吸引系统

冲洗及吸引系统包括冲洗吸引装置和冲洗吸引管。冲洗吸引管具有冲洗、吸引、钝性分离等多种功能，合理应用可以有效提高手术效率。在操作过程中应避免长时间持续吸引，会导致气腹压不能维持，失去操作视野以及由于大量气体流出导致低体温。

四、电外科系统

（一）单极电切及电凝

电凝钩（图 1-3-8）最为常用，使用时一般先用电凝钩尖端分离并挑起欲切断的组织，然后电凝切断。

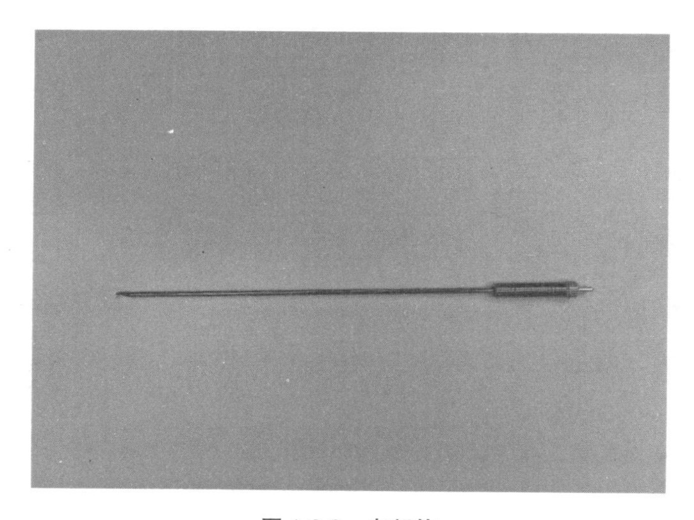

图 1-3-8　电凝钩

（二）双极电凝

无需负极板，电流回路在两个钳叶之间，对临近组织损伤小，可封闭直径小于 4mm 的血管。在使用时需尽量吸尽血液再进行操作，以保证电凝止血效果。

（三）超声刀

超声刀（图 1-3-9、图 1-3-10）主要由发生器（generator）、能量转换器（transducer）和手控器械（hand instrument）三部分组成。超声刀兼有凝固和切割功能，故手术过程中不需更换器械。与电切割不同，超声切割是冷切割，切割时无烟雾产生，不仅手术野清晰而且无炭化颗粒腹腔播散。其切割速度理论上与超声刀的功率、组织张力和能量密度成正比。一般来讲，切割速度较慢时凝固作用较好，而切割速度较快时凝固可能不全，特别是血管直径较大时。

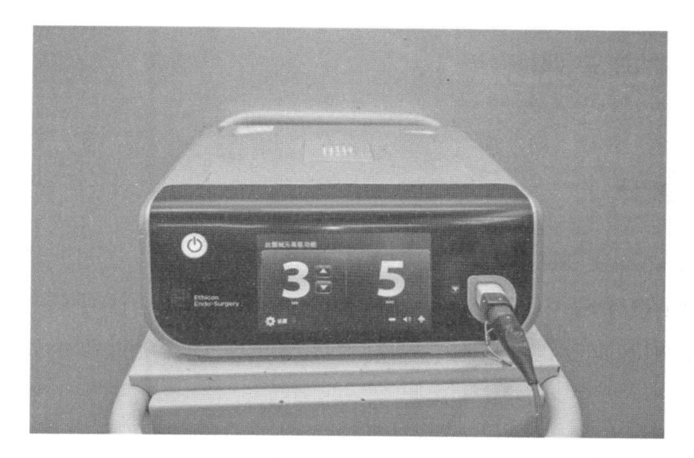

图 1-3-9　超声刀主机

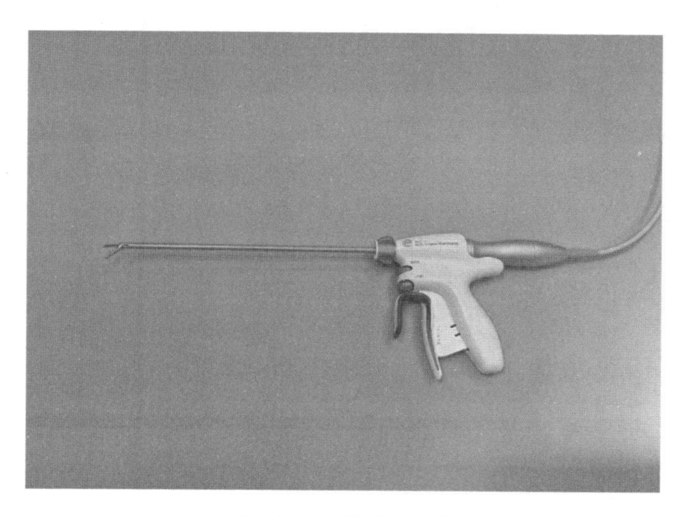

图 1-3-10　超声刀手柄

（四）Ligasure 切割闭合系统

Ligasure 切割闭合系统（Ligasure vessel sealing system）应用实时反馈技术

和智能主机技术，输出高频电能，结合电刀片之间的压力，使要切割的组织内胶原蛋白和纤维蛋白熔解变性，血管壁熔合形成一透明带，产生永久性管腔闭合。其优点在于：① 可以闭合直径达7 mm的血管；② 闭合组织中的血管时无需过多分离；③ 形成的闭合带可以抵抗超过三倍正常人体收缩压的压力。

五、腹腔镜手术常用器械

（一）气腹针

气腹针（图1-3-11）针芯的前端圆钝、中空、有侧孔，可以通过针芯注水、注气和抽吸，以确定气腹针是否已进入腹腔。因其尾端有弹簧，进行穿刺时，主要靠针鞘尖端锋利斜面刺破腹壁，一旦进入腹腔，针芯弹出推开针尖周围的腹腔内组织，防止误伤脏器。

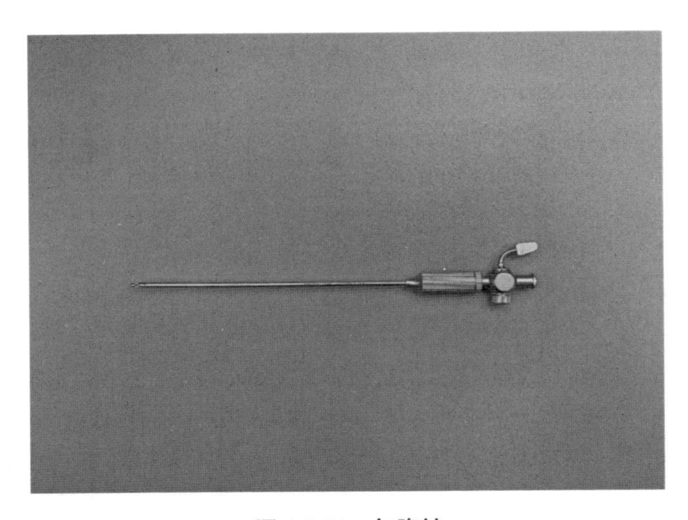

图1-3-11　气腹针

（二）穿刺器

穿刺器（图1-3-12）是腹腔镜及器械进入腹腔的通道，有15 mm、12 mm、10 mm、5 mm、3 mm等多种规格。有平滑型及螺旋型，前者易穿刺，后者易固定位置。型号由所用器械的直径决定，可针对所有的器械用最大号的穿刺器，配备缩减系统(缩径器)可使用所有型号的器械。目前也有一次性使用穿刺器。

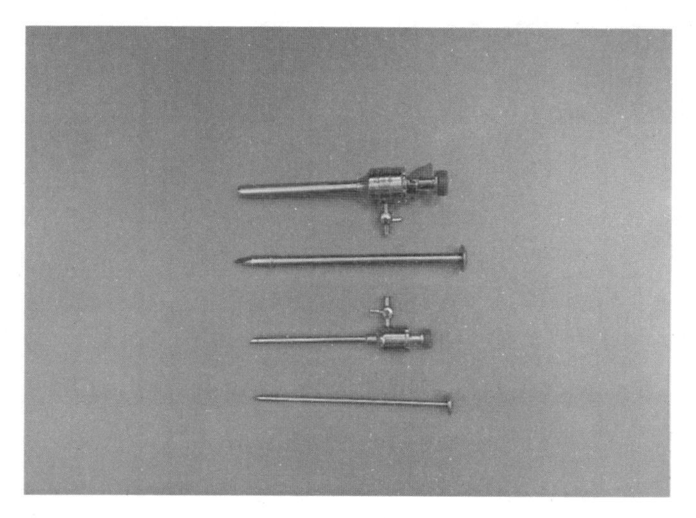

图 1-3-12　穿刺器

(三)分离钳

分离钳(图 1-3-13、图 1-3-14)主要用于分离组织,可以钳夹、提举、剥离。钳叶可 360°旋转,便于术中定位。

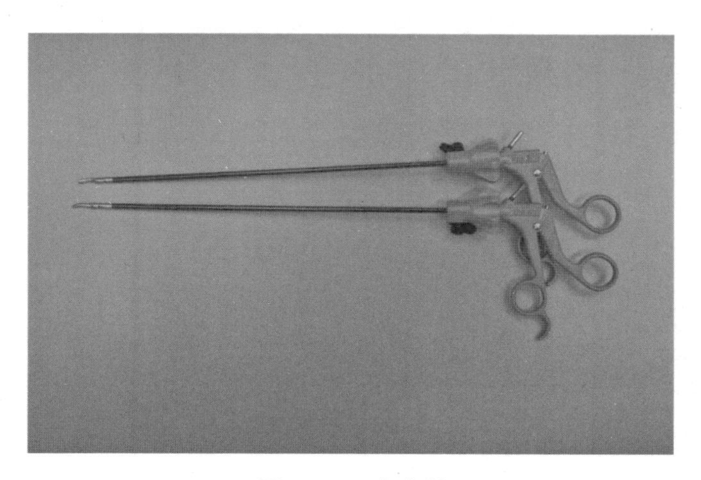

图 1-3-13　分离钳

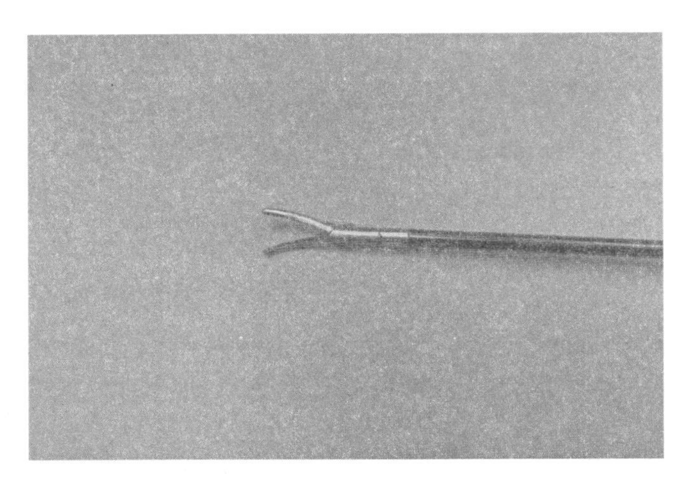

图 1-3-14 分离钳尖端

(四)抓钳

抓钳(图 1-3-15)无损伤钳,能又好又稳地抓住组织,避免多次钳夹的损伤。适合钳夹组织脏器,如胆囊、肠管、肝脏等,损伤较小。

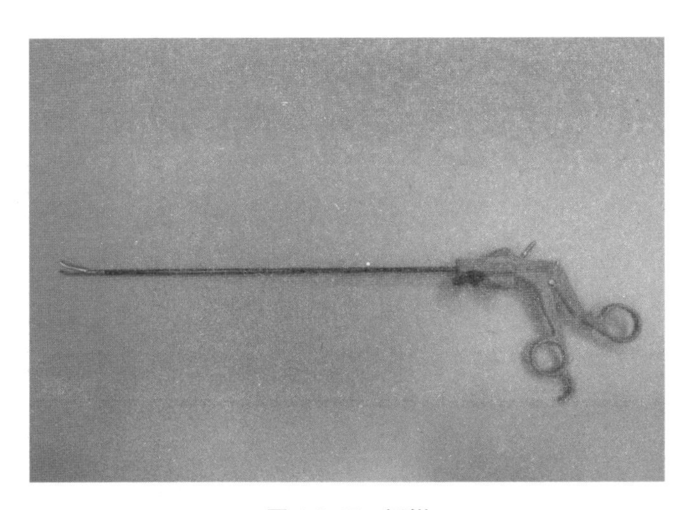

图 1-3-15 抓钳

(五)分离剪

分离剪(图 1-3-16)可用于分离、切断组织。虽然大多数分离剪能够与单极电凝线连接，但电凝会使分离剪上升到非常高的温度，结果使非常锋利的分离剪变钝，应尽量避免带电使用分离剪。

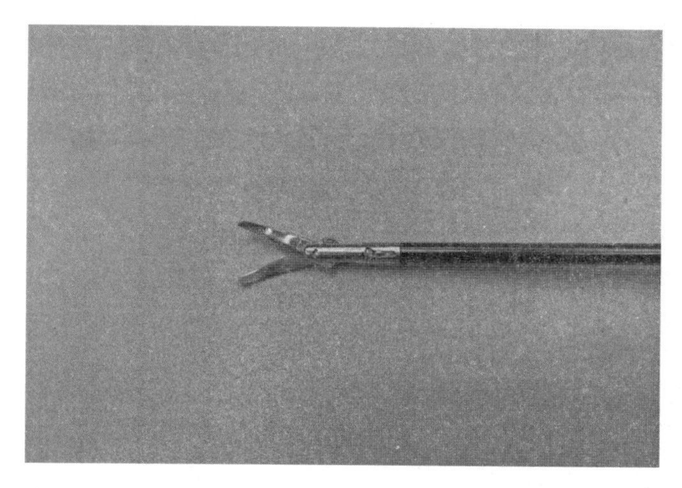

图 1-3-16　分离剪

（六）持针器

持针器（图 1-3-17）用于钳夹缝针进行缝合操作，有直柄、弯柄等不同规格。

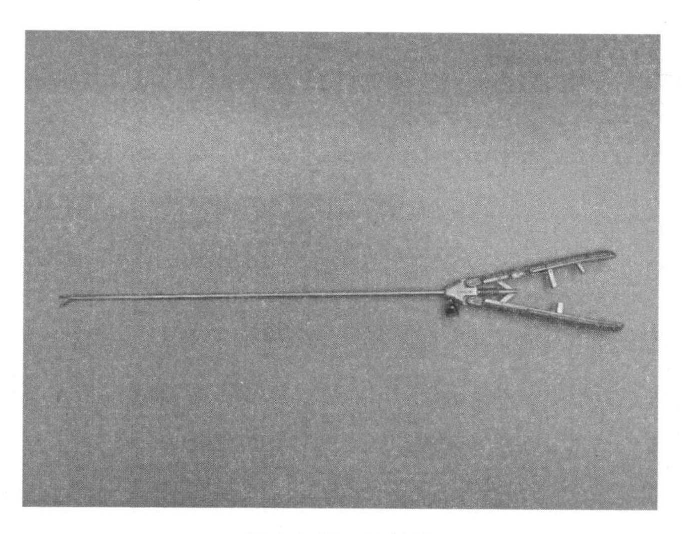

图 1-3-17　持针器

（七）施夹器

施夹器(图1-3-18)夹持组织夹,用于术中夹闭血管、胆管、阑尾残端等组织,选择施夹器及组织夹的型号依赖于组织的厚度。

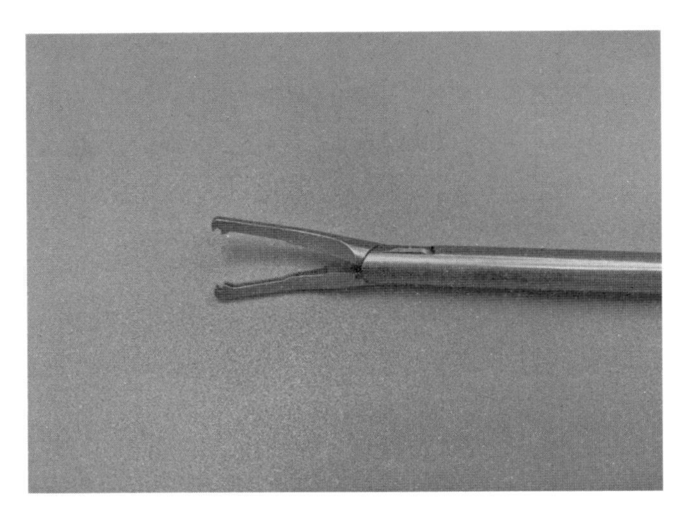

图1-3-18　施夹器

第四节　腹腔镜手术常见并发症的预防和处理

随着腹腔镜手术技术的不断发展,腹腔镜手术越来越广泛地运用于外科手术中,但是腹腔镜手术也存在一定的局限性,例如:手术视野受二维影像的限制;CO_2气腹的应用;术中能量器械的使用;手术操作存在一定难度及限制;并发症的发生有一定的不可预测性;并发症的及时诊断及处理存在一定困难等。

由于腹腔镜特殊器械的使用,根据并发症发生的原因大致分为两类,包括腹腔镜手术特有并发症和腹腔镜手术传统并发症。

腹腔镜手术特有并发症:① 腹腔穿刺相关并发症:如腹内空腔或实质性脏器损伤,腹膜后血管损伤,经穿刺孔疝出的切口疝等;② 与气腹相关的并发症:如高碳酸血症，腹膜外气肿，气体栓塞等；③ 腹腔镜专用手术器械性能缺陷或使用不当所致的并发症：如电热损伤引起的胆管缺血性狭窄，高频电流的“趋肤效应”造成的空腔脏器穿孔等。

腹腔镜手术传统并发症：本质上与传统术式的并发症一致，但其发生的原因、概率、严重程度、处理办法及转归却又不尽相同，如切口与腹内感染、肿瘤术后的腹内或腹壁种植、胆道损伤、术后出血等。具体描述如下。

一、腹壁穿刺的并发症

建立气腹过程中的第一盲穿（包括气腹针穿刺和穿刺器穿刺）是腹壁穿刺过程中最容易发生并发症的环节。尽管有各种类型的“安全”方法和设备，但资料显示无论采用何种穿刺器械和方法，都有一定的并发症发生率。具体穿刺过程中可能出现的并发症如下。

（一）切口出血与腹壁血肿

1. 切口出血

腹壁切口出血在腹腔镜术中的发生率不高，其发生的部位有三处：① 皮下组织；② 肌肉组织内；③ 腹膜外组织。上述出血部位可以是单独的，也可以是两个以上部位同时出血。结束腹腔镜手术前仔细检查腹壁戳孔的内外两侧有无活动性出血并做好戳孔的缝合，是避免术后戳孔出血唯一有效的办法。活动性戳孔出血可采用电凝或缝扎止血，较大的动脉出血则必须用缝合止血法。腹壁肥厚个体的肌层出血较为隐蔽，可做肌层的单独缝合后再逐层关闭皮肤切口。

2. 腹壁血肿

腹腔镜术后腹壁血肿的发生率很低，腹壁穿刺时应尽量避开腹壁血管（如腹壁上动脉、腹壁下动脉等），如在腹腔镜强光透视下多可避免此类损伤。

（二）切口感染

引起腹腔镜术后切口感染的因素主要有以下几种。

① 腹腔内脓肿、肠瘘、胆汁漏等形成感染性瘘道；

② 因腹腔内感染性疾病行腹腔镜手术，如溃疡穿孔修补术、阑尾切除术、胆囊结石嵌顿并胆囊积脓行腹腔镜时导致的切口污染；

③ 切口局部血肿形成，继发感染；

④ 切口异物存留，腹腔镜手术时如结石遗留在切口中，可造成感染、瘘道形成，切口长期不愈；

⑤ 腹壁戳孔肿瘤种植，种植的肿瘤组织出血坏死后感染；

⑥ 切口过小，局部组织受到套管摩擦等机械性损伤引起局部组织坏死后感染，可经久不愈；

⑦ 切口电凝止血或电极绝缘失效等原因导致的电热损伤等可致切口局部组织坏死而继发感染，后两项原因引起的感染几乎仅见于腹腔镜术的切口。

预防措施包括以下几种。

① 皮肤切口应稍大于穿刺器鞘外径，以防穿刺套管对皮肤的机械性损伤；

② 对腹腔内感染性病灶，结束腹腔镜手术前可使用生理盐水彻底清理腹腔；

③ 对切口出血只能点状电凝，严禁大块电灼组织，电极不应接触皮肤；

④ 妥善处理腹内病灶，创面大，渗出多者应放置腹腔引流。胆囊次全切除者，应充分破坏残留黏膜，胆囊管应牢固夹闭；

⑤ 如发现腹壁肿瘤种植，在可能的情况下应尽早完全切除；

⑥ 在行腹腔镜疝修补时，由于腹膜外的广泛解剖和移植物的应用，可发生前腹壁的蜂窝组织炎和植入物异物排斥反应，应用抗生素常可使症状、体征很快缓解，但若有严重的植入物排斥反应时则应取出植入物。腹壁穿刺孔感染需与腹壁肿瘤种植伴坏死相鉴别，穿刺孔感染经治疗后症状、体征会很快缓解，而肿瘤种植时虽也可表现为炎症反应，但常规治疗很难起效。

（三）穿刺孔疝

1. 发生原因

穿刺孔疝的发生率因手术类型不同，或虽为同类手术但切口部位各异而有差别。即使是完全相同的手术背景，不同术者间的发病率也存在显著的差异。穿刺孔疝发生的根本原因在于穿刺孔部位存在着未妥善关闭的腹壁缺损，致使腹内容物或腹膜外脂肪疝入缺损的穿刺孔间隙。大于 10 mm 的腹壁穿刺孔更易发生这种并发症。上腹部穿刺孔因有较发达的腹肌保护，戳孔易于自行闭合，发生机会相对较少，脐部和下腹部的发生率则较高。

2．临床表现

取决于疝内容物及其疝发生的程度，据此可将穿刺孔疝分为无症状型和有症状型两类。发生时间亦由术后数小时至数年不等。穿刺孔疝的疝内容物包括小肠、结肠、大网膜、脂肪组织、甚至肝圆韧带。无症状型大多仅表现为穿刺孔周围的皮下包块，疝内容物常为脂肪组织或大网膜。症状型穿刺孔疝大多表现为部分或完全性肠梗阻。少数症状型穿刺孔疝的疝内容物为大网膜或脂肪组织，患者虽有临床症状，但程度较轻，仅有切口处不适感，体检可发现皮下包块，多不易回纳。嵌顿疝内容物以小肠为主，可表现为部分性或完全性肠梗阻。部分性肠梗阻常为Ritcher疝所致，体检可见穿刺孔周围皮下包块，不易回纳，有轻微触痛。常伴有恶心、呕吐、腹痛等症状。腹部体检可发现切口周围皮下肿物或包块，不易回纳，腹部有明显触痛，肠鸣音正常或亢进，白细胞计数正常或稍高，X线显示肠腔胀气或有液气平面。绞窄性肠梗阻患者多有水电解质紊乱或代谢性酸中毒。CT检查不但能了解腹壁缺损的部位、范围，而且可以判断疝内容物的性质，部分性或完全性肠梗阻，对体检时未能发现穿刺孔周围皮下包块的疝同样能够明确诊断，在腹腔镜术后穿刺孔疝的诊断中具有重要作用。肥胖患者的穿刺孔疝可无明显的皮下包块表现，但并不能排除穿刺孔疝引起的闭袢性肠梗阻。

3．预防

尽量用小直径穿刺器穿刺；避免过分延伸戳孔以减少腹壁缺损；术毕用不吸收缝线在直视下全层间断缝合大于10 mm戳孔，对偶然发现的脐部或腹白线疝应仔细查明疝缺损的范围，用不吸收缝线间断缝合，单纯8字缝合并不能封闭这些因穿刺或先天性缺陷引起的腹壁缺损，必要时加用补片修补。

4．处理

如疝内容物为大网膜或脂肪组织，可暂时观察；如腹壁包块逐渐增大，症状进行性加重，应行剖腹探查术，将疝内容物回纳腹腔或切除，逐层缝合腹壁缺损。亦可在腹腔镜直视下将大网膜回纳腹腔，用不吸收线缝合，逐个修复腹壁筋膜缺损。如疝内容物为小肠，且有不完全性肠梗阻症状，可暂行胃肠减压，待病情好转后再行手术；如24小时症状仍无好转，则需急诊手术。

二、气腹与术中体位相关的并发症

腹腔镜手术常需借助某些特殊的体位来改善术野的显露，如妇科腹腔镜手术时的头低足高位，胆囊切除术时的头高足低位。处于这些体位的机体，腹腔内容物的重力性移位和血液静力压将有较大的改变，机体的呼吸与循环系统对此将做出相应的适应性变化。在麻醉和气腹的共同作用下，机体的自身适应性调节能力是减弱的，若对体位改变可能给机体带来的不良影响缺乏认识，最终可能造成一系列的并发症。

(一) CO_2 气腹相关并发症的预防和处理

CO_2 气体接近生理状态，不燃烧、不爆炸且易于制取，但其对心肺功能的影响较大，目前仍在寻求可以替代 CO_2 的理想气体。腹腔镜手术依靠 CO_2 灌注到腹腔，腹腔内的气体将腹壁和脏器推向四周，增加腹腔的空间，有利于手术操作。然而，CO_2 气腹也可能会造成一些并发症，包括以下几种。

1. 腹腔室隔综合征(abdominal compartment syndrome, ACS)

多见于严重创伤、腹部大手术术后及各种需要大量液体进行复苏的患者如大面积烧伤、严重创伤、失血性休克等。腹内压（intra-abdominal pressure, IAP）是指腹腔内的稳态压力，正常成人一般为 0～5 mmHg，当持续或反复的 IAP 病理性升高≥12 mmHg，为腹内高压症（intra-abdominal hypertension, IAH）；当 IAP 持续上升到>20 mmHg 水平，伴或不伴有腹腔灌注压<60 mmHg，导致新发生的器官功能不全或障碍，则成为 ACS。IAH 与 ACS 隶属于同一病理生理过程的不同阶段，IAH 是病理性腹内压升高的早期阶段，ACS 是腹内高压的严重表现，若在 IAH 阶段不及时处理，将会导致组织低灌注、多器官功能衰竭至死亡。通常腹腔镜手术的气腹压力设置为 12～15 mmHg，是在全身麻醉下进行的，这也是为了满足手术要求，达到了安全范围内的极致应用。

2. 机体酸碱平衡

正常 CO_2 经腹膜毛细血管吸收入血的速率为 20～30 mL/min，排出速率为

100～200 mL/min。术中人工气腹的建立，IAP 增高，可以导致体内 CO_2 增多，影响血液系统的酸碱平衡，从而导致高碳酸血症。麻醉期间，体内 CO_2 排出体外较少，往往等到患者苏醒后才能大量排出体外。当使用气管插管麻醉时，应严密监测每分通气量，以预防高碳酸血症。尤其在平卧位及头低臀高位患者术中存在轻度高碳酸血症。

3. 血流动力学改变

由于 CO_2 气腹引起 IAP 增高，静脉回流受阻，心输出量减少，反射性使心交感神经活动增加，采用头低臀高位腹腔镜手术可引起心率及血压升高，术中应持续监测心功能、血压变化，必要时监测中心静脉压、有创动脉血压，持续监测 PaO_2 和 $PaCO_2$，术中可及时发现心律异常的情况，特别应注意 ST 段的改变，随时做好抢救准备。

4. 呼吸系统的改变

手术麻醉状态下，腹腔内容物因重力作用和气腹压的作用，尤其头低臀高位的腹腔镜手术可导致膈肌上抬、胸腔纵轴缩短、肺活量及功能残气量降低，呼吸道阻力增高而影响患者的通气功能。因此尽量缩短手术时间，使患者尽快恢复平卧位，手术结束时，适当延长机械通气时间以便排出体内蓄积的 CO_2。

5. 肾功能的影响

CO_2 气腹明显升高静脉压，伴周围血管阻力升高，导致肾血流量下降，肌酐清除率下降，尿量减少。但这样影响是短暂的，压力恢复时肾功能可逐渐恢复。

6. 消化系统的影响

腹腔镜手术后，恶心、呕吐是最常见并发症，发生率高达 62%，与气腹机械性压迫胃肠道、迷走神经末梢的刺激和牵拉及 CO_2 气腹导致脑血管扩张引起颅内压升高等因素有关。腹腔镜手术围手术期预防性使用 5-羟色胺受体阻滞剂和糖皮质激素可有效缓解消化道症状；IAP 增高对肝细胞可产生一定影响，肝血流量减少，细胞内线粒体能量生成障碍，乳酸清除率降低，导致乳酸堆积。长时间的缺血可导致肝细胞损伤或坏死；肝脏受 CO_2 气腹压迫时间越久，肝细胞损伤越严重，修复所需时间越长，对肝功能异常患者慎用。

7. 对术后疼痛的影响

疼痛部位多见于肩部，极少见于背部、上肢或下肢，疼痛时间最长可持续 2～3

个月。其发生受切口大小、个人体质、文化程度、生育史及对疼痛耐受等因素影响，主要有以下因素：① 横膈过度膨胀刺激膈神经，包括 C4 脊神经后根感觉纤维皮肤分布区；② 腹腔内残留的 CO_2 气体可诱发酸性环境，刺激腹膜引起疼痛；③ 充气速度越快，术后疼痛发生率越高；④ 充入气体的温度接近体温，术后疼痛将减轻；预防术后疼痛的方法：严格控制腹内压＜15 mmHg，尽量减少一过性升高或降低 IAP，使用湿化或与体温相当的气体，术后尽量完全排出腹腔镜内 CO_2 气体，必要时使用镇静剂。

8．其他影响因素

CO_2 气腹对机体免疫系统、颅脑、视力、神经内分泌等均存在相关性研究，但目前尚无定论。外科手术中腹腔镜手术的优势仍是毋庸置疑的，术中患者的体位、血容量状态、辅助呼吸方式及个别合并症都是诱发内脏血流改变的辅助因素。术中腹内压最好控制在 12～15 mmHg，可减少血流动力学变化。

（二）腹膜外气肿的预防和处理

腹腔镜手术中气腹建立时穿刺针未穿透腹直肌筋膜即充气可造成皮下气肿，进入腹壁的腹膜前方注气可发生腹膜外气肿，若穿刺针进入过深达腹膜后充气将发生腹膜后气肿。腹膜外气肿是腹腔镜手术中常见并发症，一般注气后 30 分钟内出现，发生率 2.7%，多位于颈胸部、头面部及上肢，下肢少见。

1．腹膜外气肿发生原因

① 体型：消瘦患者因脂肪组织匮乏，对 CO_2 气体阻挡作用弱，气体易于沿皮下迅速扩散；体重≤50 Kg，皮下脂肪厚度≤10 mm 者发生率较高。

② 年龄：高龄患者，因组织疏松，CO_2 极易弥散进入皮下，迅速传遍全身，引起严重的皮下气肿。

③ 气腹针穿刺不到位：穿刺角度偏离，未进入腹腔即充气；多次穿刺导致途径形成假道，CO_2 通过假道溢入皮下形成气肿；对于肥胖患者，穿刺针长度未达脂肪厚度，易停留在筋膜前；Veress 针穿刺到大网膜，可导致大网膜气肿。

④ 穿刺器穿刺未达腹腔：穿刺层次不当。

⑤ 穿刺器穿刺错位或反复操作；对于皮肤松弛较易出现，腹膜撕裂、腹膜侧孔出现导致腹壁与套管间密闭性减退，引起皮下气肿。

⑥ 套管脱出：手术操作过程中，组织松弛导致穿刺套管与腹膜之间潜行，分离，沿人工腔隙进入皮下组织，形成皮下气肿。

⑦ 手术操作时间过久：手术时间过长，导致穿刺点组织受套管摩擦损伤，组织水肿、缺氧、通透性增加，CO_2因此弥散入皮下组织。

⑧ 腹内压过高：过高的 IAP 使潜在未闭的腹股沟管再通，气体自腹内漏入皮下组织。若沿横膈主动脉裂孔或食管裂孔进入纵隔，继而进入胸膜腔，引起气胸；若气体通过腹股沟管裂隙进入外阴皮下组织，引起阴囊或大阴唇气肿。

⑨ 频繁更换手术器械。

2．腹膜外气肿的临床表现

轻度一般不会出现明显的临床症状；严重者根据其严重程度及出现部位可出现不同表现：

① 心率加快：严重皮下气肿可加速 CO_2吸收，迅速引起血液中碳酸浓度升高；血浆中儿茶酚胺含量上升，引起交感神经兴奋，导致平均动脉压升高，心率加快。

② 血压下降：气道阻力增高，严重者产生 CO_2蓄积甚至低氧血症，发展至心输出量下降、中心静脉压下降、血压下降。

③ 呼吸困难：严重者可导致气胸，可压迫胸廓和上呼吸道，影响呼吸；术后气管麻醉拔除后应严密监测，若出现呼吸浅、慢，应预防并发症的发生，尤其颈部产生皮下气肿的患者，应严防呼吸道压迫引起梗阻。

④ 术后“CO_2麻醉”现象：严重者增加 CO_2吸收，引起高碳酸血症，大脑皮质兴奋性降低，影响术后麻醉复苏。

可能出现的临床体征：局部皮肤触及有皮下捻发音、握雪感伴压痛；若皮下气肿发生在颈部，将出现颈部肿胀；CO_2 经潜在未闭的腹股沟管到达外阴，可引起阴囊或大阴唇气肿。

3．腹膜外气肿的预防和处理

① 气腹针正确穿刺：先垂直进针 1～1.5 cm，一旦穿过筋膜，改成 45°再推进 1～2 cm，直到感受到落空感。评价客观指标：注水实验、观察 CO_2 压力表、随患者呼吸变动而波动、边充气边叩诊。

② 控制充气速度：设定腹内压 12～15 mmHg，气流量设定在 0.5～1 L/min。

③ 穿刺器正确置入：腹腔镜直视下穿刺，术中使用可用缝线固定套管针。

④ 手术中严格控制腹内压及手术时间，避免多次重复更换器械。

⑤ 围手术期严密监测患者呼吸功能的变化。

⑥ 术后根据皮下气肿的体征检查患者皮肤。

对于严重而广泛的腹膜外气肿，一旦诊断，立即进行以下处理：

① 停止充气，必要时终止手术操作；

② 尽可能排空腹内气体及皮下气体，必要时使用粗针头抽吸腹膜前间隙；

③ 纠正低氧血症，调整通气，监测气道压，大流量吸氧；

④ 若引起气胸，给予胸腔闭式引流；

⑤ 积极治疗高碳酸血症；

⑥ 备好抢救用品，治疗心律失常。

（三）气体栓塞的预防和处理

CO_2 栓塞是腹腔镜手术中极罕见的并发症，但病死率极高，往往术中迅速出现致死性的心脏骤停。

1．原因

① 穿刺针刺入血管；

② 既往腹腔手术史；

③ 组织损伤，创面静脉破损，使高压的 CO_2 气体进入血液循环；

④ 中心静脉压降低；

⑤ 根据不同的溶解度、充入气体的种类，发生气体栓塞风险不一，如氩气进入血管后不易被溶解、吸收，发生气体栓塞的可能性较大。

2．临床表现

CO_2 栓塞起病急，发展快，早期可出现呼吸困难、休克或发绀，可出现低血压、心动过缓、心律失常，严重时发生心衰甚至心脏骤停。心前区可闻及“mill-wheel”水轮样杂音，患者可出现双侧瞳孔散大、皮质盲、意识障碍、偏瘫甚至深度昏迷。

3．预防

严格把控腹腔镜手术的适应症，若患者既往多次手术史，考虑腹腔粘连严重者，警惕 CO_2 栓塞，尽量不采用腹腔镜手术；控制充气速度和腹内压；麻醉以选择气管内麻醉为宜，且术中应监测脉搏血氧饱和度（SpO_2）、呼气末二氧化碳分压（Pet-

CO_2)、循环系统等指标，在某些特殊手术中行中心静脉穿刺置管、肺动脉插管等，头低臀高位，增加液体量、呼气末正压通气、抗休克裤等，以减少静脉与气腹之间的压力差；为避免腹腔内高气压状态，也可采用免气腹腹腔镜。

4. 处理

立即停止充气，终止气体来源；快速吸入100%纯氧，必要时行高压氧治疗；继续平卧气体最容易栓塞冠状动脉，此时应采用头低左侧位，防止CO_2气体继续进入右心房；迅速置入中心静脉置管，易于将空气抽出，并大量注入生理盐水；若气体栓塞症状紧急，可直接行右心房穿刺将气泡吸出；若患者气体较多，可行开胸排气，呼吸心跳骤停时即可行心肺复苏。

三、腹腔内脏损伤

腹腔镜手术中内脏损伤并不少见，其发生率仅次于肝外胆管和血管损伤而居第三位。一般可分为两大类：① 空腔器官损伤，如肠管、胃、输尿管和膀胱等，此类损伤占大多数比例；② 实质性器官损伤，如肝、妊娠子宫、肾、脾等，膈肌受损也归入实质性器官损伤。

若出现泌尿系统的损伤，术中发现的膀胱输尿管损伤，应及时修补或置入双J管。术后发现的膀胱损伤应行膀胱造影检查，对于腹膜内型膀胱损伤，标准的治疗方法是手术修补破损膀胱，但对于一些没有出现腹膜炎和肠梗阻的患者，也可以采用持续膀胱引流、腹腔内引流和预防感染等保守治疗方法，如保守治疗失败再行手术治疗。术后早期发现的输尿管损伤，应及时治疗；对于术后较长时间才确诊的输尿管损伤，目前手术时机的选择还存在争议，对于一些炎症较重或尿瘘形成的患者来说，可考虑延期手术。

若出现消化道的损伤，术中发现的破裂，可进行腹腔镜下或者开腹修补；术后高度怀疑肠道损伤者，应及时开腹探查。

第五节　腹腔镜手术的最新进展

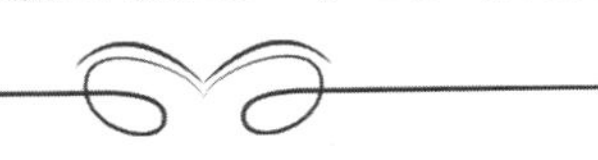

20 世纪末以来，随着腔镜技术设备的不断改进、生物物理学的研究应用转化以及外科手术理念的转变，传统开放手术已在很大程度上被腹腔镜手术所取代[38]。

相较传统开放手术，腹腔镜手术开始之初，其最主要的手术失误，多是因为低质量的视频图像导致外科医生对患者解剖结构的错误理解引起的[39]。当时腹腔镜视频分辨率多为 352×288 ppi(pixels per inch)，在这种分辨率下，腹腔内精细的结构如淋巴、神经、血管等无法清晰辨识。21 世纪初，高清视频技术引入腹腔镜手术，图像质量(包括分辨率、亮度、景深和放大率)得到了极大改善，使外科医生能够安全地完成相对复杂的手术操作——如膀胱癌根治术后腹腔镜下重建原位新膀胱[40]。

近几年随着光学技术的不断发展，4K 技术已经被引入腹腔镜系统，能够提供比全高清腹腔镜更精细的解剖细节和更立体的组织结构，这一进步更有利于外科医生进行手术操作。特别是在视频信号放大方面，4K 技术几乎可以呈现显微镜质量的图像，术野中微小神经、血管、淋巴及脂肪组织都能清晰分辨，在此基础上更加精细的解剖操作得以实现，从而为减少术中出血，保护相关神经功能及精准确定淋巴结清扫范围等创造了条件。同时，术中发生误损伤的概率进一步降低，如前列腺癌根治术中，损伤阴茎背深静脉及耻骨后静脉丛导致出血、损伤盆神经丛导致阳痿、损伤尿道外括约肌及神经血管束(NVB)导致尿失禁等，利用 4K 技术，术者能在术中更好地辨认、避让和保护这些解剖结构，从而避免损伤。当然，这种 4K 技术在腹腔镜方面的远期临床效果仍需要进一步的研究来评估[41]。

传统腹腔镜生成的是二维图像，由于没有阴影、立体视觉和视差运动，外科医生在确定空间距离时存在问题[42]。近年来，3D 高清视频技术的问世弥补了这一缺点，目前 0°和 30°内窥镜均可应用 3D 技术，但术者需要戴偏光眼镜，图像亮度会有所降低，同时视野显露技术也与 2D 腹腔镜也有所不同，3D 腹腔镜是不能通过旋转镜头来改变视角的，在执行一些复杂或角度刁钻的手术操作时会对术者造成不便，因此早期的研究表明 2D 高清晰度视频提供的放大倍率、亮度和清晰度可弥补立体视觉的损失，对于经验丰富的外科医生 3D 腹腔镜并未显示出任何优势[43]。2013 年，Cicione 等人明确证明了 3D 成像对于没有腹腔镜背景的泌尿外科医生是有利的[44]。3D 腹腔镜能提供更立体的视野及空间定位，更接近人眼成像的立体视觉感受，使初学者手术操作更便利，缩短初学者的学习曲线，有助于术中对相关手术层面深度的精准判断[45]。无论是腔镜下缝合、打结、止血、吻合等基础操作，还是相关解剖结构的解离重建等精细定向操作，3D 腹腔镜提供的立体视野都帮助很大。

随着电子设备技术的进步，出现了一种头端可弯曲的腹腔镜，其头端内置了一个图像传感器，可弯曲的头端之后为硬性金属镜体。与传统不可弯曲腹腔镜相比，其可以观察到普通腹腔镜不易进入的位置，增大了手术的可视范围。但是受制于结构的原因，相比传统镜体，可活动头端更易出现损坏。

目前常用的腹腔镜镜头外径多为 10 mm，对于成人来说这种腹腔镜外径比较适宜，但对于儿外科医生来说，此种腹腔镜体积较大，不适用于儿童，增加了患者的损伤，因此催生了直径为 3 mm、5 mm 的腹腔镜镜头，目前已在儿外科广泛应用于腹腔镜肾盂成形术、腹腔镜阑尾切除术及用疝修补术等术式中[46-48]。但由于结构及制造工艺的制约，这种微型腹腔镜的成像质量要稍差于传统腹腔镜。

腹腔镜与自体荧光技术的结合，可使术者在术中观察到在传统白光下不可见的病变。该诊断技术的核心部件包括荧光显像专用的光源、内镜及摄像头。荧光成像技术可为医生诊断过程中提供更多的判断依据。常见的如光动力诊断（PDD）和近红外成像技术（NIR）结合荧光染剂吲哚菁绿（ICG）荧光显像。例如利用膀胱肿瘤中卟啉物质的异常累积这一特性，通过注射荧光染色药物，生成荧光物质原卟啉 IX（PPIX），并蓄积在肿瘤细胞内，再通过光动力学诊断（PDD）技术使其呈现红色。由此，在带有 PDD 技术的腹腔镜下能清晰识别肿瘤（呈红色）及周围组织（呈蓝色），可显示肉眼不宜辨别的早期恶性肿瘤，该方法可显著提高患者的诊断质量，通过识别早期癌变并尽可能完全切除，会显著提高患者的治愈希望。此外，该技术已广泛应用于食管恶性肿瘤淋巴结转移的诊断[49]，胃恶性肿瘤的诊断、淋巴结和腹膜转移的诊断[50]，肺恶性肿瘤和胸膜病变的诊断[51]，及其他肿瘤腹膜转移的诊断和辅助治疗等方面[52]。但由于存在图像亮度低、成像分辨率不高等缺点，还需进一步改进和研发。

在腹腔镜手术中必须及早并清晰地对靶器官组织结构进行识别，近红外/吲哚菁绿(NIR/ICG)荧光成像技术可在术中为医生提供更多附加信息。将吲哚菁绿(ICG)注射入体内后，可借助近红外(NIR)光对解剖结构进行可视化显示，有利于快速评估要切除部位及随后吻合部位的血供情况，例如结肠[53]或食管切除术和胃旁路手术[54]中对血供的把握；在肝脏手术中显示肝段、显示胆漏；对肝脏表层或表层以下的肝转移癌或癌细胞组织进行术中成像[55]，表层及近表层肝转移癌的诊断精度可精确至毫米[56]，更易于确定切除区域边界；在胆管手术中显现胆囊血管[57]等。

机器人辅助腹腔镜是目前腹腔镜技术发展的一个重要阶段，近年来以达芬奇手术机器人为主要代表的机器人腹腔镜系统已在临床广泛开展。其由外科医生控制台、床旁机械臂系统、成像系统等三部分组成。术者通过坐在位于手术室无菌区之外控制台中，使用双手(通过操作两个主控制器)及脚(通过脚踏板)控制器械和一个三维高清内窥镜，使手术器械与术者的双手同步运动来完成手术操作。相较传统腹腔镜，机器人辅助腹腔镜技术具有以下优势：① 可提供高清、稳定的3D手术视野，且三维视觉可放大10～15倍，使手术精确度大大增加；② 创伤小，使微创手术指征更广，减少术后疼痛，缩短住院时间，减少失血量，减少术中的组织创伤和炎性反应导致的术后粘连，增加美容效果；③ 术者在控制台操作器械，可减轻术者疲劳，滤除手部震颤，增加视野角度，手术器械活动范围大，能以不同角度在靶器官周围操作，能够在狭窄空间工作，有利于深部组织手术，提高手术精细度及安全性；④ 可通过高速网络进行远程遥控手术。

参考文献

[1] Schollmeyer T, Soyinka A S, Schollmeyer M, et al. Georg Kelling (1866—1945): the root of modern day minimal invasive surgery[J]. Arch. Gynecol. Obstet., 2007,276(5):505-509.

[2] Hatzinger M, Kwon S T, Langbein S, et al. Hans Christian Jacobaeus: inventor of human laparoscopy and thoracoscopy[J]. J. Endourol, 2006,20(11):848-850.

[3] Hatzinger M, Fesenko A, Sohn M. The first human laparoscopy and NOTES operation:

Dimitrij Oscarovic Ott (1855—1929)[J]. Urol. Int., 2014, 92(4):387-391.

[4] Hatzinger M, Badawi K, Langbein S, et al., The seminal contribution of Georg Kelling to laparoscopy[J]. J. Endourol, 2005, 19(10):1154-1156.

[5] Kieser C W, Jackson RW. Severin Nordentoft: the first arthroscopist[J]. Arthroscopy, 2001,17(5):532-535.

[6] Litynski G S. Laparoscopy between the world wars: the barriers to trans-atlantic exchange[J]. JSLS, 1997,1(2):185-188.

[7] Himal H S. Minimally invasive (laparoscopic) surgery[J]. Surg. Endosc., 2002,16(12):1647-1652.

[8] Morgenstern L. An unlikely pioneer in laparoscopy: Benjamin Henry Orndoff[J]. Surg. Innov., 2008,15(1):5-6.

[9] Litynski G, Schaeff B, Paolucci V. Der Durchbruch der Laparoskopie[J]. Z Gastroenterol., 1995,33(10):594-597.

[10] Lau W Y, Leow C K, Li A K. History of endoscopic and laparoscopic surgery[J]. World. J. Surg., 1997,21(4):444-453.

[11] Semm K. Die Laparoskopie in der Gynäkologie[J]. Geburtshilfe Frauenheilkd, 1967,27(11):1029-1042.

[12] Semm K. Tissue-puncher and loop-ligation: new aids for surgical-therapeutic pelviscopy (laparoscopy)[J]. Endoscopy, 1978,10(2):119-124.

[13] Semm K. New methods of pelviscopy (gynecologic laparoscopy) for myomectomy, ovariectomy, tubectomy and adnectomy[J]. Endoscopy., 1979,11(2):85-93.

[14] Semm K. Endoscopic appendectomy[J]. Endoscopy, 1983,15(2):59-64.

[15] Morgenstern L. George Berci: past, present, and future[J]. Surg. Endosc., 2006,20(Suppl 2):S410-411.

[16] Litynski G S. Erich Mühe and the rejection of laparoscopic cholecystectomy (1985): a surgeon ahead of his time[J]. JSLS, 1998,2(4):341-346.

[17] Litynski G S. Profiles in laparoscopy, mouret, dubois and perissat: the laparoscopic breakthrough in Europe (1987—1988)[J]. JSLS, 1999,3(2):163-167.

[18] Litynski G S. Endoscopic surgery: the history, the pioneers[J]. World J. Surg., 1999, 23(8):745-753.

[19] Perissat J, Collet D R, Belliard R. Gallstones: laparoscopic treatment, intracorporeal lithotripsy followed by cholecystostomy or cholecystectomy: a personal technique[J].

Endoscopy, 1989,21 (Suppl 1):373-374.

[20] 许红兵.我国腹腔镜外科治疗近况[J].华人消化杂志,1998(7):7-8.

[21] 郎景和,黄荣丽,杨汉英,等.腹腔镜在妇科临床诊断上的应用[J].中华妇产科杂志,1980(4):239-241.

[22] 王秋生,刘静,李恩宽,等.我国普外腹腔镜外科的发展现状[J].腹部外科,1999(1):5-6.

[23] 吕平,刘芳,戚昭恩.腹腔镜外科百年发展史[J].中华医史杂志,2001(4):26-29.

[24] Hanna G B,Shimi S M, Cuschieri A. Randomised study of influence of two-dimensional versus three-dimensional imaging on performance of laparoscopic cholecystectomy[J]. Lancet, 1998,351(9098):248-251.

[25] Kwoh Y S, Hou J, Jonckheere E A, et al., A robot with improved absolute positioning accuracy for CT guided stereotactic brain surgery[J]. IEEE Trans, 1988, 35(2): 153-160.

[26] Satava R M. Robotic surgery: from past to future: a personal journey[J]. Surg. Clin. North. Am., 2003,83(6):1491-1500.

[27] Clayman R V. Transatlantic robot-assisted telesurgery[J]. J. Urol., 2002,168(2):873-874.

[28] LealGhezzi T, Campos Corleta O. 30 Years of Robotic Surgery[J]. World J. Surg., 2016,40(10):2550-2557.

[29] Pugin F, Bucher P, Morel P. History of robotic surgery: from AESOP and ZEUS to da Vinci[J]. J. Visc. Surg., 2011,148(5Suppl):e3-8.

[30] Ballantyne G H, Moll F. The da Vinci telerobotic surgical system: the virtual operative field and telepresence surgery[J]. Surg. Clin. North Am., 2003,83(6):1293-1304.

[31] Jayne D,Pigazzi A, Marshall H, et al. Effect of robotic-assisted vs conventional laparoscopic surgery on risk of conversion to open laparotomy among patients undergoing resection for rectal cancer: the ROLARR randomized clinical trial[J]. JAMA, 2017, 318(16):1569-1580.

[32] Wright J D. Robotic-assisted surgery: balancing evidence and implementation[J]. JAMA, 2017,318(16):1545-1547.

[33] 潘凯,杨雪霏,等.腹腔镜胃肠外科手术学[M].北京:人民卫生出版社,2016.

[34] 王存川,郑民华,郑成竹,等.普通外科腹腔镜手术图谱[M].2版.北京:科学出版社,2012.

[35] 简・约瑟夫,希滕德拉.腹膜外机器人与腹腔镜手术学[M].潘峰,韩晓敏,汪良,译.武汉:

华中科技大学出版社,2018.

[36] Bishoff J T, Kavoussi L R. Atlas of laparoscopic retroperitoneal surgery[M]. Amsterdam: Elsevier Health Sciences, 2007.

[37] Bishoff J T, Kavoussi L R. 泌尿外科腹腔镜手术图谱[M]. 马潞林，黄毅，译. 北京:北京大学医学出版社,2004.

[38] Rassweiler J, Binder J, Frede T. Robotic and telesurgery: will they change our future? [J]. Current Opinion in Urology, 2001, 11(3):309.

[39] Schurr M O, Kunert W, Arezzo A, et al. The role and future of endoscopic imaging systems[J]. Endoscopy. 1999, 31(7):557-562.

[40] Albisinni S. Long-term analysis of oncologic outcomes after laparosopic radical cystectomy in Europe: results from a multicentric study of EAU section of Uro-T echnology[J]. Bju International, 2014, 115(6):5.

[41] Bach T,Muschter R, Herrmann T R W, et al. Technical solution to improve the management of non-invasive transitional cell carcinoma: summary of European association of urology section of uro-technology (ESUT) and section for uro-oncology (ESOU) expert meeting and current and future perspectives[J]. Bju International, 2014, 115:6.

[42] Rassweiler J, Safi K C, Subotic S, et al. Robotics and telesurgery: an update on their position in laparoscopic radical prostatectomy[J]. Minimally Invasive Therapy & Allied Technologies, 2005, 14(2):109-122.

[43] McDougall E M. Comparison of three dimensional and two-dimensional laparoscopic video systems[J]. J. Endourol., 1996(10):371-374.

[44] Cicione A, Autorino R, Breda A, et al. Three-dimensional vs standard laparoscopy: comparative assessment using a validated program for laparoscopic urologic skills [J]. Urology, 2013(82):1444-1450.

[45] 洪希周,马君俊,董峰,等.3D 与 2D 腹腔镜系统在结直肠癌手术应用的随机对照研究[J].腹部外科,2017,30(1):23-26,35.

[46] Mostafa G, Matthews B D, Sing R F, Kercher KW,et al. Mini-laparoscopic versus laparoscopic approach to appendectomy[J]. BMC Surg., 2001(1): 4.

[47] Batriz, B M, et al. Transperitoneal mini-laparoscopic pyeloplasty in flank position: a safe method for infants and young adults[J]. Frontiers in Surgery, 2018(5):32.

[48] Toru, Imagami, Satoru, et al. Needlescopic herniorrhaphy using one umbilical 5-mm trocar and two lateral 3-mm trocars: A case series[J]. International Journal of Surgery

Case Reports, 2018(51):200-203.

[49] Motoori M, Yano M, Tanaka K, et al. Intraoperative photodynamic diagnosis of lymph node metastasis in esophageal cancer patients using 5-aminolevulinic acid[J]. Oncol. Lett., 2015, 10(5):3035-3039.

[50] Koizumi N, Harada Y, Minamikawa T, et al. Recent advances in photodynamic diagnosis of gastric cancer using 5-aminolevulinic acid[J]. World J Gastroenterol, 2016, 22(3):1289-1296.

[51] Kitada M, Ohsaki Y, Matsuda Y, et al. Photodynamic diagnosis of pleural malignant lesions with a combination of 5-aminolevulinic acid and intrinsic fluorescence observation systems[J]. BMC Cancer, 2015, 15(1):174.

[52] Yonemura Y, Endo Y, Canbay E, et al. Photodynamic detection of peritoneal metastases using 5-aminolevulinic acid (ALA)[J]. Cancers, 2017, 9(3):23.

[53] Koh F H, K K Tan. Fluorescent angiography used to evaluate the perfusion status of anastomosis in laparoscopic anterior resection[J]. Annals of Surgical Oncology, 2016:1-1.

[54] Boni L, David G, Mangano A, et al. Clinical applications of indocyanine green (ICG) enhanced fluorescence in laparoscopic surgery[J]. Surg. Endosc., 2015, 29(7):2046-2055.

[55] Diana M, Liu Y Y, Pop R, et al. Super selective intra-arterial hepatic injection of indocyanine green (ICG) for fluorescence image-guided segmental positive staining: experimental proof of the concept[J]. Surg. Endosc., 2017, 31(3):1451-1460.

[56] Tummers Q R J G, Verbeek F P R, Prevoo H A J M, et al. First experience on laparoscopic near-infrared fluorescence imaging of hepatic uveal melanoma metastases using indocyanine green[J]. Surgical Innovation, 2015, 22(1):20-25.

[57] Boni L, David G, Mangano A, et al. Clinical applications of indocyanine green (ICG) enhanced fluorescence in laparoscopic surgery[J]. Surg. Endosc., 2015, 29(7):2046-2055.

第二章　腔镜专科理论知识

第一节　精准微创时代下的普外科

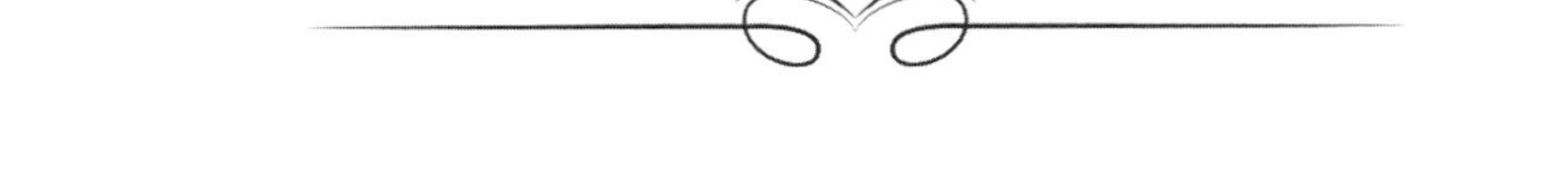

微创外科(minimally invasive surgery)是以治疗疾病为基础,以快速康复为目的,力求以更小的创伤、更美观的切口、更短的手术时间,为患者提供最优质的治疗体验。微创外科不仅是一门外科技术,更是一种理念,已经被越来越多的用于普通外科各亚专科的常规治疗方式。

1987 年 3 月,法国里昂的妇产科医师 Philipe Mouret 应用电视腹腔镜成功完成世界上首例腹腔镜胆囊切除术,至此开创了微创普外科新纪元,这是具有划时代的意义,亦被公认是外科发展史上的里程碑。我国微创外科起步较国外滞后 4 年左右,1991 年 2 月 19 日,云南省曲靖市第二人民医院医师荀祖武在国内首次独立完成第一例腹腔镜胆囊切除术,标志着现代微创外科开始在我国生根发芽。同年,北京、上海、广州、成都等地的医院相继开展了腹腔镜胆囊切除术。20 世纪 90 年代后,微创外科开始在普外科各亚专科开花结果,包括胃肠外科、肝脏外科、胆胰外科、疝外科、减重外科及甲状腺外科。传统外科的观念是“切口越大暴露越清楚;手术范围越大,根治效果越好”,而微创外科带来的理念是“大手术、小切口、快恢复”。至今,微创外科已当之无愧地成为外科发展史上继麻醉术、无菌术、临床营养治疗学和器官移植术后的又一个伟大的成就。

回顾以腹腔镜手术为代表的微创外科在普外科的应用历程，从20世纪90年代初开始的以腹腔镜胆囊切除术为代表的良性病变脏器切除到20世纪90年代中后期开启的以胃肠道恶性肿瘤根治术为代表的肿瘤微创外科，再到进入21世纪后随着内镜、腔镜和介入等治疗手段的成熟和腔镜设备的不断发展，腹腔镜手术逐渐涉及至普外科更加复杂的手术，包括腹腔镜胰十二指肠切除、腹腔镜肝切除等，微创外科技术在普外科领域的应用范围不断得到扩展，已经没有明显技术上的禁忌，除肝移植外的几乎所有传统普外科手术都已可通过腹腔镜微创手术来完成。腹腔镜手术已逐渐成为绝大多数良性疾病和功能性疾病手术治疗的“金标准”。

我院普外科早在20世纪80年代就开始进行严格的亚专科管理，腹腔镜手术更是紧跟全国的步伐，目前腹腔镜特色技术包括胃肠亚专科的完全腹腔镜下胃癌根治性手术、腹腔镜直肠癌根治术（超低位保肛）、腹腔镜结直肠癌根治术（NOSES）等，曾多次在全国手术视频比赛中获奖；胆胰亚专科的腹腔镜结合术中胆道镜的“双镜联合”手术为广大胆石症患者带去福音，另外腹腔镜胰腺手术例数全省领先，曾代表普外科难度最高的完全腹腔镜下胰十二指肠切除已完成140多例；腹壁疝与减重亚专科的腹腔镜下各种疝修补术及腹腔镜下减重手术均已常规开展；甲状腺乳腺外科的腹腔镜甲状腺手术已经从探索阶段已进入到熟练阶段；肝胆外科的腹腔镜肝切除术更是达到了全国领先水平。

综上所述，微创外科仍将是普外科21世纪外科发展的热点，随着手术技术的进一步完善以及微创外科器械的不断突破，微创外科必将在普外科向着极微创乃至无创外科方向发展，以下将具体介绍普外科中主要的腹腔镜微创手术的现状与发展。

一、腹腔镜结直肠癌根治术的优势与发展

根据中国癌症统计数据，结、直肠癌的发病和死亡例数分别居于恶性肿瘤谱的第3和第5位，年度估算新发和死亡病例分别为37万和18万[1]。由于腹腔镜视觉平台的高速发展使得术中膜层面的游离更精确、系膜的切除更完整以及神经的保护更精准，同时也为腹腔镜结直肠手术的安全性、肿瘤根治性提供了必要的保证，从而也推动了腹腔镜结直肠肿瘤根治手术朝着更加精准和微创的方向发展。

结肠癌根治性手术自完整结肠系膜切除(CME)理念兴起以来,膜解剖的概念就被广泛提及,即系膜的完整解剖[2]。在超高清、3D及4K腹腔镜系统下手术视野的分辨率和细腻程度大大增加,膜与膜之间的交界线较开放手术更加清晰;因此在腹腔镜下进行完整的膜解剖更加得心应手。另外,腹腔镜下结肠手术更容易辨认结肠系膜、胰十二指肠前筋膜等结构,手术医师更好的保护十二指肠、生殖血管、输尿管等重要组织结构,从而降低手术风险,提高手术的安全性及肿瘤学根治性。随着手术数量的增加和手术技术的提升,全腔镜下的吻合以及NOSES手术更是在结肠微创手术中得到了大力的发展,术后患者疼痛明显降低、恢复快、缩短住院时间,得到了越来越多的外科医生的认可。

直肠癌根治性手术时全直肠系膜切除(TME)的完成度对患者的预后至关重要,因为手术部分深入盆腔加上暴露困难等问题导致TME根治性手术难度较大,而腹腔镜下由于30°镜头的加持使得直肠系膜完整切除变得简单可行,特别是在神圣平面的寻找和维持过程中,腹腔镜下“天使发丝”样的结构更加清晰,血管结构辨认更简单。因此腹腔镜对于手术医生寻找、辨认、维持正确的解剖层面提供了更确切的视觉依据,从而使腹腔镜下直肠癌TME原则可以得到更可靠的贯彻。另外,传统的开放手术不容易辨认上腹下神经丛、腹下神经、盆神经丛和神经血管束等容易损伤的神经结构,而在腹腔镜的视野下解剖将更加清晰,因此有助于术中对这些神经进行更确切的保护。最后,在解剖至直肠系膜的终点时,包括肛提肌裂孔、肛管内外括约肌间隙等解剖结构,腹腔镜系统可更加清楚地显示这些狭窄的盆底结构,使得盆底神经的辨识更为清晰。如今在结直肠外科中超低位直肠癌保肛手术一直是手术的难点和研究热点,传统开放手术在治疗低位直肠癌患者时,常因视野的丢失,无法确切完整切除肿瘤,只能通过挖除肛门达到根治肿瘤的效果,低位保肛效率低。而如今随着腹腔镜微创设备的改进,在保证肿瘤根治的前提下大大提高了直肠癌超低位保肛率,有效改善患者术后生活质量。福建医科大学附属协和医院的池畔教授牵头的中国多中心RCT研究,对比腹腔镜与开腹TME手术治疗低位直肠癌历经5年,已经完成1150例手术患者的入组工作,目前正在进行后续随访工作,期待来自中国的腹腔镜低位直肠癌TME手术研究结果,以使更多的中国直肠癌患者获益。

二、腹腔镜胃癌根治术的发展与未来

（一）腹腔镜胃癌根治手术的发展历史

自1992年，Kitano等[3]完成第一例腹腔镜胃癌根治术，时至今日世界范围内开展腹腔镜胃癌手术已有27年，而我国腹腔镜胃癌根治术的开展也已有20年。这20余年间，我国的腹腔镜胃癌根治术从开始的摸索阶段到技术熟练阶段，再到规范的淋巴结清扫最后到完全腹腔镜下的吻合，逐渐跟上世界腹腔镜胃癌手术的脚步并且衍生出中国特色的腹腔镜胃癌根治术。目前，我国正在进行并已注册的有关腹腔镜胃癌根治术的随机对照研究大多集中在进展期胃癌，其中最为突出者为CLASS研究组发起的CLASS系列研究[4-6]。早在2012年，CLASS研究组在全国发起腹腔镜与传统开放胃癌根治术治疗局部进展期远端胃癌的多中心随机对照临床研究，结果证实腹腔镜手术治疗局部进展期远端胃癌在安全性、疗效等方面与传统开腹手术无明显差别。这项研究也是全球首项关于局部进展期胃癌腹腔镜治疗安全性的高级别循证医学证据，后续又陆续在世界顶级杂志上发表了中国腹腔镜胃癌的临床研究数据。纵观中国腹腔镜胃癌根治术发展历程，无论是从技术层面，还是从临床研究层面，我国在胃癌微创治疗领域已经从过去的跟随者，成为了如今全世界最重要的参与者。

（二）腹腔镜胃癌根治术的未来

随着腹腔镜的普及以及科技的进步，新的微创手术技术层出不穷。目前，胃癌外科手术发展的主流方向正在从“标准化和扩大化手术”逐渐向“精准化和微创化手术”方式转变，以使手术安全性和患者术后生活质量得到最优化。胃癌手术也从一味追求以“手术切除范围和手术技巧”为主导，逐渐转变为以“根治基础上提高手术安全性和病人术后生活质量”为目标。在腹腔镜微创外科时代中逐渐萌发的新微创理念不仅在于手术切口的缩短，更在于肿瘤学根治基础上的组织创伤最小化的同时将功能保留最大化。医疗技术的进步与发展离不开努力与创新，相信在未来经过我国医师的不懈努力，我国在胃癌微创外科领域将在全世界发出更响亮的声音。

三、腹腔镜肝切除术的发展现状与未来

（一）腹腔镜肝切除的发展现状

自1991年Reich等人完成首例腹腔镜肝切除之后，腹腔镜肝切除在世界范围内广泛开展，并逐渐成为肝切除的标准术式[7]。我国首次成功的腹腔镜肝切除是在1994年由东方肝胆医院完成，之后腹腔镜肝切除这项技术便在国内迅速地发展起来。与传统的开放性肝切除术相比，腹腔镜下实施肝切除术具有众多优势，包括伤口创伤小、手术对全身内环境引起的不良反应较少、术中出血较少、住院时间缩短、美容效果好等优点。为规范腹腔镜肝切除手术，2008年美国举行了首届腹腔镜肝切除专家共识大会[8]，2015年日本又对腹腔镜肝切除专家共识进行了更新[9]，2018年最新版的腹腔镜肝切除专家共识推出[10]。同一时期，我国也发布多版腹腔镜肝切除的指南，且内容不断更新[11-13]，这也反映了我国腹腔镜肝切除技术日趋成熟。这些共识规范了腹腔镜肝切除的适应证及手术关键步骤，为腹腔镜肝切除的发展指明方向。目前我国腹腔镜肝切除无论是在手术复杂程度以及应用范围方面都与国际领先水平基本持平，但是也仅局限于一些有大量腹腔镜肝切除经验的中心开展，腹腔镜肝切除在我国的发展仍然不平衡，还存在一些争议，主要是手术指征的把握方面[14-15]。

腹腔镜肝切除目前不仅可用于肝脏肿瘤的手术切除，已经有专家开始尝试通过腹腔镜进行肝移植供肝的切除。如2002年2月国外专家首次成功实施腹腔镜活体供肝左外叶切取手术[16]，2006年国外又报道成功实施1例活体供肝右半肝的腹腔镜辅助肝切取术[17]。我国在2011年由四川大学华西医院首次成功实施了7例肝移植活体供者通过腹腔镜辅助右半肝切取术[18]，这标志着我国腹腔镜肝切除技术在肝移植领域的顺利开展。2016年，四川大学华西医院再次报道了我国首例全腹腔镜下活体供肝的右半肝切取术[19]。全腹腔镜下右半肝供肝切取的实施，标志我国在腹腔镜肝切除技术已达到了世界领先水平。将腹腔镜肝切除技术用于成人的活体肝移植供肝的切取标志着腹腔镜肝切除又进入了新的时代。

（二）腹腔镜肝切除的难点和研究热点

腹腔镜肝切除由于肝脏解剖部位的特殊性以及血供的双重性，导致术中游离

空间受限不易显露，一旦术中发生意外损伤，出血速度较快，如得不到及时有效的控制，往往会在短时间内出血量较大导致血流动力学的不稳定，特别是主刀经验不足、助手配合生疏或手术准备不当，甚至会危及患者生命。这也是初始阶段造成腹腔镜肝切除发展缓慢的主要原因。目前腹腔镜肝切除的手术难点主要包括Trocar位置的选择、术中出血的控制以及解剖性肝切除的质控。当然，根据发展的现状，腹腔镜肝切除手术的难点正在被外科医生们逐一攻克。随着微创技术普及和各种先进的辅助设备出现，腹腔镜肝切除这项技术的优越性越来越被接受，手术适应症也逐渐扩大，目前已经可以通过腹腔镜辅助下或全腹腔镜下活体肝移植供肝切取等。

腹腔镜肝切除的研究热点主要包括腹腔镜超声和吲哚菁绿(ICG)荧光显像系统的应用。腹腔镜超声可以代替外科医生手的触觉，ICG荧光技术相当于外科医生的"第三只眼"，可以提高解剖性肝切除的比例，这两项技术的出现依赖于腹腔镜设备先进性的快速提升，被越来越多的肝脏外科医生所认可。

（三）腹腔镜肝切除的未来

目前国内外已有多项临床研究证实腹腔镜肝癌切除和相同条件下开腹手术相比具有更低的术后并发症发病率及类似的长期预后[20]。随着21世纪微创外科的迅速发展，满足腹腔镜肝切除要求和保证手术安全的腔镜设备和能量平台逐渐投入临床，如超声刀、Ligasure、氩气刀、直线切割闭合器等，同时还整合了一些新的前沿技术，如虚拟现实与实体成像的匹配，以更好地指导准确的腹腔镜肝切除。由于肝脏属于实质性脏器，腹腔镜下对于手术切缘的判断至关重要。鉴于此，越来越多的新的视觉系统可以使肿瘤及手术切缘显示不同的色彩，如荧光腹腔镜，以便更容易实施解剖性肝切除和切缘的判断。此外伴随着机器人外科技术的发展，机器人辅助腹腔镜肝切除术在复杂肝切除方面优势显著，机器人外科腹腔镜手术运用前景十分光明。总之，腹腔镜肝切除的未来将充满机遇和挑战，值得肝脏外科医生为之奋斗。

四、腹腔镜胰腺手术的发展现状与未来

（一）腹腔镜胰腺手术的发展

20 世纪 90 年代早期，腹腔镜胆囊切除已成为胆囊切除手术的金标准，但在胰腺外科领域腹腔镜手术的发展缓慢，分析其主要原因有：① 胰腺组织周围解剖关系复杂且变异较多，术中造成大出血的概率较高且暴露和止血困难；② 腹腔镜胰腺手术术后胰瘘的发生是否会增加，这使得很多胰腺外科医生犹豫不决；③ 腹腔镜手术技术及腔镜器械研发尚不成熟，腹腔镜胰腺手术不仅要掌握熟练的腹腔镜下的缝合技术，还需要熟练应用腹腔镜超声，只有这样才能在保证肿瘤根治的前提下降低术后并发症。

全世界第一例腹腔镜胰腺手术发生在 1994 年，由 Gagner 等[21]率先在腹腔镜下成功为 1 例慢性胰腺炎患者施行保留幽门的胰十二指肠切除术。这在腹腔镜胰腺外科史上具有划时代的意义。接着，在 1997 年 Gagner 教授又报道了 10 例腹腔镜胰腺手术，但他们认为与开腹手术相比，此术式并无明显优点[22]。这可能受制于当时的手术技术和设备。直到 21 世纪后，传统开腹胰十二指肠切除术已相当成熟，围术期死亡率及并发症发生率均显著降低，胰腺外科医生的顾虑少了很多，同时腹腔镜相关设备的迅速发展也为胰腺外科医生增加了巨大的信心，在此机会下腹腔镜胰腺手术，特别是腹腔镜胰十二指肠切除手术的优势慢慢体现出来，主要包括降低术后并发症发生率、缩短住院时间等，但是手术本身的高风险、高难度也让部分学者提出质疑，尚待更多的临床实践。

（二）腹腔镜胰腺手术的未来

腹腔镜胰腺外科是相对较新的领域，要求术者应熟练掌握开腹胰腺手术并具有丰富的手术经验，还需具备娴熟的腹腔镜下缝合技巧，另外需要配合密切且相对固定的腹腔镜治疗组，只有这样才能使腹腔镜胰腺手术的优势得到最大程度地发挥。目前腹腔镜胰腺手术的适应症已逐渐放宽，如腹腔镜胰体尾切除术现已被认为是目前最成熟的腹腔镜胰腺手术，值得推广应用；腹腔镜胰十二指肠切除术已逐渐走向成熟，其应用前景广阔，但仍存在一定争议；此外对于胰腺癌姑息性手术，腹

腔镜胰腺手术的优势就显现出来了，对于晚期肿瘤患者用最小的创伤减轻患者病痛，从而提高短期生活质量；其次，腹腔镜对于胰腺癌的临床诊断和分期将在未来发挥重要作用；最后，机器人辅助腹腔镜胰腺手术无论对于胰腺周围的分离、血管的缝合结扎及出血的控制均有所提升，未来的前景不可限量。

五、腹腔镜疝修补术的优势与发展

在1991年世界上第一例腹腔镜切口疝修补术完成之后[23]，腹腔镜疝修补术在微创外科迅速发展。如今腹腔镜技术通过几个微小的穿刺孔(5～12 mm)可植入开放手术同样甚至更大的补片，达到相同的效果，为腹股沟疝手术治疗方式提供了更多的选择。

(一) 腹腔镜疝修补术的优势

有专家统计发现，与传统的开放手术相比腹腔镜疝修补术后患者恢复时间缩短，手术切口并发症发生率明显下降，补片感染发生率和复发率均显著降低[24]。腹腔镜疝修补手术主要的优点在于：其采用现有的超高清及3D腹腔镜的影像系统，延展了术者视线，扩大手术视野，通过改变手术入路和观察方式，使解剖更加清楚，操作更加精细，减少手术副损伤的发生，提高治疗水平。另外，腹腔镜技术在处理双侧疝、复发疝和复杂性腹股沟疝方面更具有优势，减轻患者疼痛，降低术后再次住院手术率[25]。利用腹腔镜还可以从后方入路观察肌耻骨孔的解剖结构，更方便地在直视下进行腹膜前间隙的分离，网片更容易展平，同时有助于外科医师更好地理解腹股沟疝的本质和对策。

(二) 腹腔镜疝修补术的机遇与挑战

腹腔镜技术作为一项较新的微创技术，虽然在疝和腹壁外科疾病诊治中的应用日趋广泛，但也面临着一些质疑。例如局部麻醉改全身麻醉的安全性，腹腔镜器械的高额费用等方面。这些问题也在不断地被疝外科医生所攻克，有研究报道了为了摆脱全身麻醉的风险和气腹的限制，通过局部麻醉加喉罩麻醉下行TEP也可使术者得到腹腔镜手术所需要的操作空间。此种方法虽然目前仅是一种尝试，但可能在未来会使TEP应用更普遍[26]。此外，随着腹腔镜影像设备的不断更新，同样也将给腹腔镜疝修补手术带来质的飞跃。总而言之，虽然腹腔镜手术在疝与腹壁外科中充满机遇与挑战，但一定会有更好的发展空间和应用前景。

六、腔镜甲状腺手术的发展现状与争议

（一）腔镜甲状腺手术的发展现状

甲状腺癌是如今女性常见的恶性肿瘤之一，由于其术后切口疤痕常暴露在外，很不美观，给广大爱美的女性患者带来长期的困扰。而腔镜甲状腺手术作为新的手术方式在保证肿瘤根治的基础上满足了女性对于美容的追求[27]。随着腔镜技术、手术器械及临床医师技能的不断进步与创新，腔镜技术在甲状腺疾病治疗领域已初具雏形。虽然腔镜甲状腺手术在一定程度上存在适应证的限制，但由于其独特的优势，今后应用范围会越来越广泛。

腔镜甲状腺手术首先是由 Gagner 等在 1996 年完成，当时做的是腔镜下甲状旁腺次全切除术，他们将腔镜技术引入甲状腺手术领域[28]。1997 年由 Hüscher 等首次报道了腔镜下单侧甲状腺腺叶切除术，使腔镜甲状腺手术在临床中得到应用与推广[29]。此后经过 20 余年的探索与创新，多种入路的腔镜甲状腺手术相继开展，甲状腺手术切口逐渐缩小，甚至达到颈部无切口。目前腔镜甲状腺手术路径较多，现常见的手术入路包括颈前小切口辅助入路、腋下入路、腋乳入路、胸前入路、经口入路等，但临床医生在选择手术入路时应以根治患者疾病为目的，其次再满足患者的美容要求，以此来选取最合适的手术方式及手术路径。

（二）腔镜甲状腺手术的优势与局限性

与传统开放甲状腺手术相比，腔镜甲状腺手术最大的优势就是美容效果好，手术切口小，愈合快。其次腔镜甲状腺手术术中出血量、术后住院时间、术后引流量及术后并发症发生率均低于传统开放甲状腺手术[30]。另外，腔镜甲状腺手术通常未游离颈部皮瓣，对于颈部皮肤神经损伤较少，患者术后不会有传统手术术后明显的吞咽不适或感觉异常等。

目前，腔镜手术治疗在甲状腺良性肿瘤切除中已得到肯定，但在甲状腺癌的治疗中由于腔镜手术的彻底性、淋巴结清扫、肿瘤播散等问题存在局限性。Duh

等[31]认为与传统甲状腺手术相比，腔镜甲状腺手术剥离创面更大，其创伤也更大。Tan等[32]对所有报道的颈部无疤痕腔镜甲状腺手术进行总结，最后认为颈部无疤痕腔镜甲状腺手术并非一种微创手术，反而因其手术时间长、剥离创面大、术后疼痛强而被认为是一种创伤较大的手术。但他也肯定腔镜甲状腺手术是一种安全可靠的美容手术。除了存在与传统开放甲状腺手术相同的常见并发症以外，腔镜甲状腺手术存在特有的并发症包括皮下气肿、高碳酸血症及气体栓塞等。此外，由于腔镜设备昂贵，经济欠发达地区开展缓慢，多数仍以开放手术为主。开展腔镜甲状腺的外科医师需经过严格系统的技能培训，具备娴熟的腔镜操作技能及丰富的开放手术经验，学习曲线长，进一步限制了技术的普及。

总之，随着腹腔镜手术技术的提高以及腹腔镜设备的发展，我国普外科各个亚专科都在微创的道路上奋勇前进，部分学科已经站在了世界的舞台上发出来自中国的声音。相信在不久的将来，腹腔镜手术日益成熟，更好地为广大患者服务。

第二节　泌尿外科腹腔镜手术新时代

随着科技迅速发展，各种腹腔镜技术在泌尿外科不断开展，并推动了泌尿外科手术的进步和创新。腹腔镜手术具有术野高清、出血少、术后疼痛低、恢复快等微创优点。目前，肾上腺、肾脏、输尿管、膀胱、前列腺等器官切除手术也可经腔镜下开展，此外，各种复杂的扩大根治性手术、保留器官手术及重建手术均可在腔镜下开展。腹腔镜手术在泌尿外科所占比例逐年上升，在临床已基本取代传统开放手术。

一、传统腹腔镜手术

传统腹腔镜手术入路，包括经腹腔途径[33]及经腹膜后途径[34]。经腹腔途径具有操作空间大，暴露病灶容易，解剖标志清晰等优点，但存在术中肠管及腹腔脏器损伤，术后肠粘连等风险；经腹膜后途径，避免了对腹腔脏器的影响，但操作空间小，解剖标志不清，术中一旦损伤腹膜，会对术野暴露产生较大影响。传统腹腔镜手术现已在泌尿外科广泛开展，如肾上腺肿瘤切除术、肾癌根治性切除术、前列腺癌根治性切除术、膀胱癌根治性切除术等，特别是腹腔镜下肾上腺肿瘤切除术，现已成为手术治疗肾上腺肿瘤的"金标准"。

本世纪初在泌尿外科手术中引入高清视频技术，使图像质量（包括分辨率、亮度、深度和放大倍率）有了相当大的改善。并使泌尿外科外科医生能够安全地进行复杂的腹腔镜手术，如根治性膀胱切除术和新膀胱重建术[35]。使用高清数字传感器的腹腔镜镜头，其图像分辨率几乎提高了 3 倍、优化了颜色显示和景深[36]。在腹腔镜镜应用之初，对其的批评主要集中在内镜图像质量差，这导致了在开放式手术中并不常见的，因对解剖结构错误认知而引起的手术差错[37]。这种情况现在已经完全改变，因为目前内窥镜图像的质量已经超过了人眼的分辨率，且眼睛与术野之间的距离大大缩短，例如在开放根治性前列腺切除术中，眼睛距离术野约 70 cm，而腹腔镜手术距离术野仅 5～7 cm。

随着科技发展，4K 技术被引入了腹腔镜系统。4K 的分辨率是 800 万像素，而全高清提供的是 200 万像素，视频信号的放大，使其可以获得近似显微镜质量的图像，使其能够比全高清提供更精细的解剖细节和更全面的组织纹理。图像质量的改善更加有利于外科医生腹腔镜下操作，通过使用 4K 超高清显示器，普通高清视野的一些缺点可能会被克服。当然，需要进一步的研究来评估这种技术改进在腔内泌尿外科和腹腔镜中的实际临床效果[38]。

传统腹腔镜的另一个问题是生成的是 2D 图像，这意味着图像没有立体感，手术医生难以确定空间距离。目前随着 3D 技术进步，3D 腹腔镜逐渐在临床应用开展。泌尿系统器官其解剖位置较深，多位于盆腔深部及腹膜后，周围解剖结构较复杂[39]。传统腹腔镜中术者缺乏对深度的感知，术中易导致周围血管、组织损伤，对手术造成不良影响。3D 腹腔镜还原了立体的手术视野，改善了术者对深度的感知，利于术中精细解剖，降低缝合难度，缩短手术时间，降低手术并发症发生率[40-41]。但是早期的研究表明，在使用常规腹腔镜手术器械进行手术时，对于经验丰富的外科医生来说 3D 视觉相对于 2D 视觉并未表现出任何优势，2D 高清腹腔镜提供的放大率、亮度和清晰度可以弥补立体视觉的损失。然而，也有研究表明，3D 视觉对于没有传统腹腔镜手术基础的泌尿外科医生是有利的。

目前,0°和30°腹腔镜均可使用3D高清视频技术,但需要术者佩戴偏光眼镜,从而导致图像亮度降低。但高清技术可以在一定程度上弥补这种亮度的损失。此外,医生与视频监视器的角度是获得最佳三维图像的关键,例如,在进行尿道膀胱吻合术时,30°镜的一个主要缺点是不能将其倒置以改善影像角度。

二、单孔腹腔镜手术

标准腹腔镜手术虽较传统手术创伤小,但术中仍需放置数个大小为5~12 mm的Trocar,增加了腹壁的创伤及穿刺相关并发症的发生率。而单孔腹腔镜手术将标准腹腔镜多个体表穿刺操作孔汇集于一个操作孔道,术中使用特殊的预弯器械进行操作,减少腹壁的创伤,减轻术后疼痛,降低与穿刺相关并发症的发生率,术后恢复快,手术瘢痕小,美容效果好[42]。但因其所有器械均通过一个操作孔进入体内,失去了标准腹腔镜具有的"操作三角",术中操作器械易相互干扰,需使用特殊预弯器械,增加手术难度,术者需丰富的腹腔镜手术经验及大量培训后才可开展,故而限制了其进一步发展。

三、腹腔镜与自体荧光技术的结合

腹腔镜与自体荧光技术的结合,可使术者在术中观察到在传统白光下不可见的病变。常见的如光动力诊断(PDD)和近红外成像技术(NIR)结合荧光染剂吲哚菁绿(ICG)荧光显像。PDD可检测膀胱肿瘤中卟啉物质的异常累积,血红素合成过程中肿瘤细胞代谢功能异常。注射药物后,会生成荧光物质原卟啉IX(PPIX),并蓄积在肿瘤细胞内,通过光动力学诊断技术使其呈现红色,由此,在带有PDD技术的腹腔镜下能清晰识别肿瘤(呈红色)及周围组织(呈蓝色)。PDD技术可显示肉眼不可见的早期恶性肿瘤,帮助外科医生尽可能完全切除,从而显著提高患者的诊断质量与治愈希望。但由于存在图像亮度低成像分辨率不高等缺点,并未在临床广泛应用,还需进一步改进和研发。近红外/吲哚菁绿(NIR/ICG)荧光成像技术可在术中为医生提供更多附加信息,以便提高手术精度。将吲哚菁绿注射入体内后,可借助近红外光对解剖结构进行可视化显示。例如,识别淋巴系统及前哨淋巴结是肿瘤切除手术所面临的难题,使用吲哚菁绿荧光染剂可在术中实时显示肿瘤周边的整个淋巴系统，利于术中进行规范化淋巴结清扫。

四、机器人辅助腹腔镜手术

机器人手术系统自1994年开始，经历了AESOP系统、Zeus系统、da Vinci系统等3代的发展，分为自动型、半自动型和人工操控系统3类，其中da Vinci系统在临床上应用最广泛。相较传统腹腔镜，机器人辅助腹腔镜有以下优点：可提供高清、稳定的3D手术视野；可减轻术者疲劳，滤除手部震颤；手术器械活动范围大，有利于深部手术的精确性，提高手术精细度及安全性；可通过高速网络进行远程遥控手术。目前以在泌尿外科手术中应用最为广泛，可用于前列腺癌根治、肾切除、肾部分切除、肾盂成形、全膀胱切除、输精管吻合、输尿管成形、活体供肾切取等众多手术[43-44]。其中，机器人手术系统在前列腺癌根治术中的应用最能体现其技术优势，手术机器人提供宽阔视野和准确、灵活的控制能力，能够清楚呈现组织、器官的解剖层次和神经血管束的走行，精细的分离有利于淋巴结的清扫，高效的缝合保证了吻合的质量，手术中精确保留前列腺侧筋膜，有利于减少手术对患者性生活的影响，术后病理检查和随访都显示了良好的肿瘤切除效果。在美国超过60%的前列腺癌根治术是在机器人辅助腹腔镜下完成，已成为欧美前列腺癌首选手术方式[45]。

然而，自2000年以来，全球的手术机器人市场被国外品牌长期垄断，高昂的设备采购和手术耗材费，限制了机器人辅助腹腔镜手术在我国的大规模临床应用，因此，我国机器人辅助腹腔镜手术的普及率低于欧美国家。实现高端医疗装备自主可控是当务之急，在国家的大力扶持下，国产机器人手术系统快速发展，越来越多具有自主知识产权的国产机器人手术系统被研发并进入临床实验，相信在不久的将来，国产机器人辅助腹腔镜手术新时代将全面开启。

第三节 日新月异的妇科腹腔镜技术

腹腔镜的发展与所有医学上新技术的发展一样，都经历了漫漫的求索过程。使用窥器窥视直肠的记录描述最早可以追溯到公元前，当时的人们企图能通过窥器看清黑暗体腔内的各种脏器及组织，帮助明确诊断体腔内的疾病。

腹腔镜是一种用于直接观察腹腔内器官的内窥镜，已有一百多年的历史。从出现到进步经历了飞速的发展，其中电视腹腔镜技术——是现代微创外科技术的杰出代表——被医学界称为20世纪末光电领域现代高科技和现代外科学完美有机结合所产生的一场外科领域的新技术革命，是现代外科发展史上的新的里程碑。

伴随着手术器械、手术设备的不断完善，手术操作技巧的不断提高与成熟，大多数传统的妇科开放手术已被当今的腹腔镜检查和手术取代，腹腔镜技术已成为使用最广、效果最佳、具有最优发展前景的“微创妇科”手术。妇科腹腔镜手术是传统手术技术与现代电子信息技术、光导工艺技术和各种能量传导等技术完美结合的产物，也是现代最先进科学技术与现代医学完美结合的产物。腹腔镜技术凭借其“最佳的内环境稳定状态、最小的手术切口、最轻的全身炎性反应、最少瘢痕愈合”的微创优势，在妇科领域迅速崛起、广泛开展、日益成熟。妇科腔镜微创技术正逐渐成为妇科手术治疗的新模式，妇科腹腔镜技术日新月异的发展经历了多个阶段。

一、盆腔镜

1901年德国医生Georg Kelling首次在狗身上使用膀胱镜检查其内脏，被视为现代腹腔镜的鼻祖。同年，俄国的妇科医生D.O.Ott在额镜照明的帮助下切开阴道后穹隆，同样通过膀胱镜检查了一位孕妇的腹腔，这是首例盆腔镜的诞生，现在仍然使用的腹腔内充气的方法就源于此。

二、妇科腹腔镜检查

1910年，瑞典医生Hans Christian Jacobaeus首次开展了人体腹腔镜检查，并首次使用了腹腔镜检查这一名字，将腹腔镜引入了诊断腹腔镜时代。法国的Palmer医生在1944年即开始使用腹腔镜为妇科患者进行盆腔内检查，手术中采用头低臀高位、举宫及全麻，他还设计了卵巢活检钳，并强调了腹腔镜手术中监测腹腔压力的重要性，被称为"妇科腹腔镜第一人"，1984年，我国试制的第一台腹腔镜在上海通过鉴定，国产腹腔镜的研发与应用，推动了我国腹腔镜技术的普及与应用。

三、妇科腹腔镜手术

20世纪70年代，是腹腔镜手术发展较快的年代。德国的腹腔镜学者兼工程师Kurt Semm设计并发明了众多的腹腔镜器械如自动CO_2气腹机、气腹压力监测系统、盆腔冲和内凝器、腹腔镜钩剪器械、组织粉碎钳等，并改进了许多技术如内套圈结扎技术等。同时欧洲的妇科腹腔镜医师将缝合、结扎等技术巧用于腹腔镜手术，对腹腔镜由诊断向手术转变做出了巨大贡献。由于腹腔镜设备和器械的不断改进，极大地提高了腹腔镜手术的应用范围及安全性，使其应用拓展到几乎所有妇科疾患的外科治疗领域。期间经历了附件手术阶段、子宫肌瘤剔除手术阶段、子宫切除阶段、妇科恶性肿瘤手术阶段及盆底手术阶段。1985年H. Reich率先完成了第一例腹腔镜下全子宫切除术，从此腹腔镜手术进入突飞猛进的时代。

（一）腹腔镜技术用于治疗妇科肿瘤

国际上，Querleu在1989年首次使用腹腔镜成功开展了盆腔淋巴结切除术；国内，广东李光仪教授早在1998年开展了我国大陆首例腹腔镜下广泛性全子宫切除及盆腔淋巴结切除术，并于2001年报道了腹腔镜下6例子宫内膜癌和2例子宫颈癌患者的广泛全子宫切除＋双侧附件切除＋盆腔淋巴结切除术。至今，宫颈癌腹腔镜根治术已成功开展近30年[46]，由于腹腔镜具有视野清晰、解剖层次分明、止血彻底、手术创伤小以及恢复快速等优势，目前已被国内外妇科医生广泛接受及开展[47]。近年来，由于考虑肿瘤安全和无瘤原则，国际上对于妇科肿瘤患者能否行腹腔镜手术出现了争议。与此同时，“先封闭子宫颈癌瘤体法的无瘤化免举宫腹腔镜广泛性子宫切除改良手术”开展起来并得到了业界认可[48-49]。由于技术水平和手术器械的发展，腹腔镜的手术应用于子宫内膜癌、子宫内膜异位症、深部浸润性DIE等困难手术，近年来吲哚菁绿荧光剂的应用，早期子宫内膜癌的前哨淋巴结切除越来越广泛应用于腔镜手术中。

（二）腹腔镜技术用于治疗妇科盆底疾病

腹腔镜盆底重建手术始于20世90年代，Liu等在1993年完成了第一台腹腔镜膀胱颈悬吊术（Burch手术）。1994年，Nezhat等完成了第一台腹腔镜骶骨固定术。随着各种盆底网片材料出现，腹腔镜技术也不断优化，目前已成为治疗女性盆腔脏器脱垂（pelvicorgan prolapse，POP）的重要途径，腹腔镜耻骨后膀胱颈悬吊术、腹腔镜阴道旁修补术等复杂手术在国内外均已成熟开展[50-53]。

四、经单孔腹腔镜手术

腹腔镜技术水平不断提高，多穿刺孔的腹腔镜手术已经不能满足微创外科医生和患者对于审美的要求，所以在能够保证患者手术效果及安全的前提下，寻求创伤更小的诊治手段是微创外科医生不断努力的目标。在“无瘢痕”理念的倡导下，单孔腹腔镜使妇科微创的发展进入了新时代[54-55]。为体现和遵循“以更小的创伤换取更多健康”的原则，单孔腹腔镜的出现是妇科手术理念、手术技巧、手术器械深入发展的必然结果。

单孔腹腔镜手术根据进入腹腔的入路不同，分为经脐单孔腹腔镜手术（laparo-endoscopic single-site surgery, LESS）和经自然腔道内镜手术（natural orifice transluminal endoscopic surgery, NOTES）。

其中LESS目前又分为两种操作方式，即常规的人工操作和机器人辅助单孔腹腔镜手术（robotic-assisted laparoendoscopic single-site surgery, R-LESS）。1969年，LESS就首次在妇科手术中得到应用，直到首例完全意义上的经脐单孔腹腔镜下全子宫切除术在2009年被报道才被业界认知。Tarasconi等于1981年首次报道通过LESS完成了输卵管切除术，1991年Pelosi等首次成功实施了LESS

下的子宫及双侧附件切除术，开启了 LESS 在妇科肿瘤领域应用的先河。从此，单孔腹腔镜手术在妇科良性疾病中的应用得到快速普及[56-57]。而单孔腹腔镜在妇科恶性肿瘤中应用较晚。2009 年 Fader 等首次成功完成 19 例 LESS 子宫内膜癌分期手术[58]，2012 年 Garrett 等报道了对 2 例ⅠA2 期宫颈癌施行 LESS 联合阴道改良根治性子宫切除术及盆腔淋巴结清扫术[59]。之后国内外相继有关于 LESS 在妇科恶性肿瘤中的应用相关的文献报道。

此外，经脐单孔腹腔镜手术也逐步应用到妇科盆底功能障碍性疾病诊治中，2011 年 Surgit 等报道成功完成首例 LESS 骶骨固定术[60]。由于盆底解剖复杂、手术难度较大，以及目前单孔腹腔镜技术水平的参差不齐，LESS 应用于妇科盆底手术目前仅见于局限的个案报道，尚未出现大数据的相关文献，但相信在不远的未来 LESS 就将会在盆底疾病诊治方面得到广泛性应用。综合文献，LESS 在妇科疾病中临床应用是可行的、有效的，具有出血少、美观、减轻术后疼痛等独特优势（图 2-3-1）外均有顺利开展，但因其"筷子效应"及三角关系缺失，术中对微创外科医生的腹腔镜技术水平也提出了更高的要求。

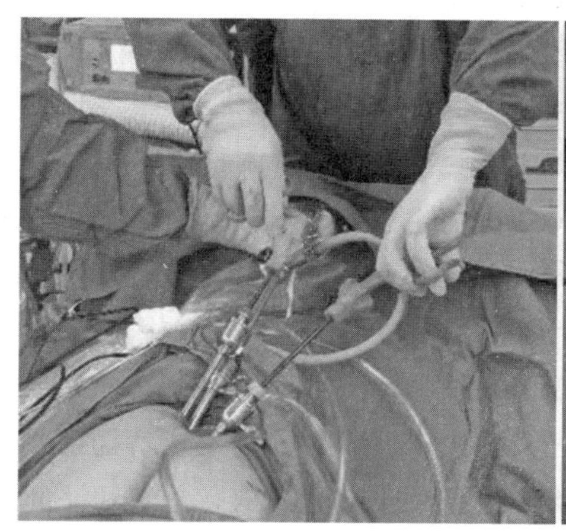
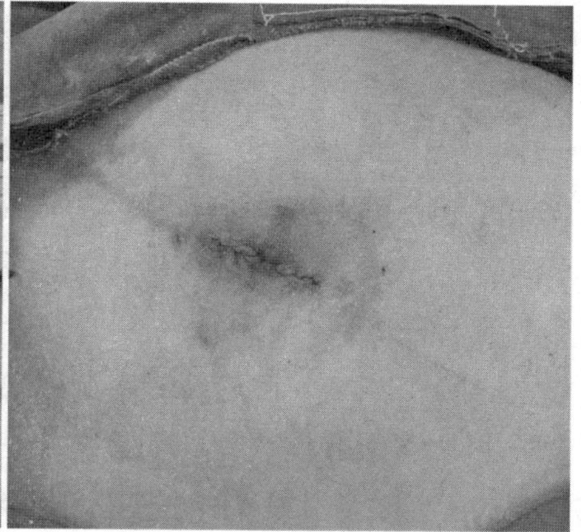

图 2-3-1　经脐单孔腹腔镜（左：术中；右：术后脐孔）

单孔手术机器人的出现在某种程度上是真正意义上满足了 LESS 的要求，其不但实现了手术医师和手术台及患者的分离，而且通过计算机系统将外科医师的动作转化成更小、更精细的器械动作，极大地增加了手术的灵活性和精确性（图2-3-2）。在妇科良性疾病患者中使用 R-LESS 手术已被证实安全、有效、可行[61-62]。

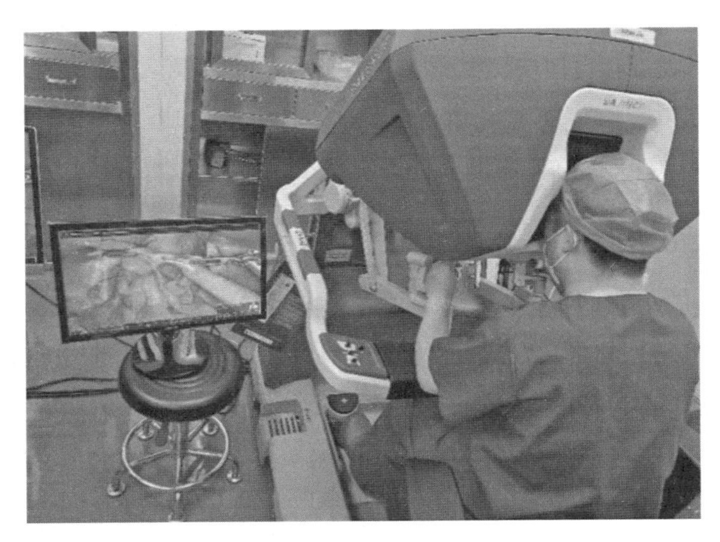

图 2-3-2 机器人辅助单孔腹腔镜手术

女性阴道作为天然自然腔道，为常用手术通道，妇科微创医生们正积极探索经阴道自然腔道内镜手术(transvaginal natural orifice transluminal endoscopic surgery, vNOTES)，希望将经阴道打造为手术的最佳入路之一。vNOTES 腹部无切口，消除了腹腔镜术中套管穿刺的相关并发症，在美容方面更具优势(图 2-3-3)。

Lee 等于 2012 年、2014 年分别报道了经阴道单孔腹腔镜附件手术治疗、经阴道全子宫切除手术治疗，证实了 vNOTES 的可行性[63-64]。vNOTES 作为一种阴式手术的延伸，或者称之为可视化的阴式手术，是阴式手术与 LESS 的完美结合，理论上适用于阴式手术治疗的各类妇科良性疾病。但目前在国内开展相对 LESS 较少，并且对于妇科恶性肿瘤的治疗，尚需更多的探索。

总之，妇科腹腔镜从起步发展到成熟外延均取得了举世瞩目的成就，但目前腹腔镜技术还有诸多不够成熟之处有待解决，新术式的长期效果有待总结和评价，医生的技巧和经验有待提高和积累，现阶段应该充分的扬长避短，不断改进，结合传统的开腹手术和经阴道手术经验，才能发挥腹腔镜手术最大的优势，更好地造福妇科疾病患者。

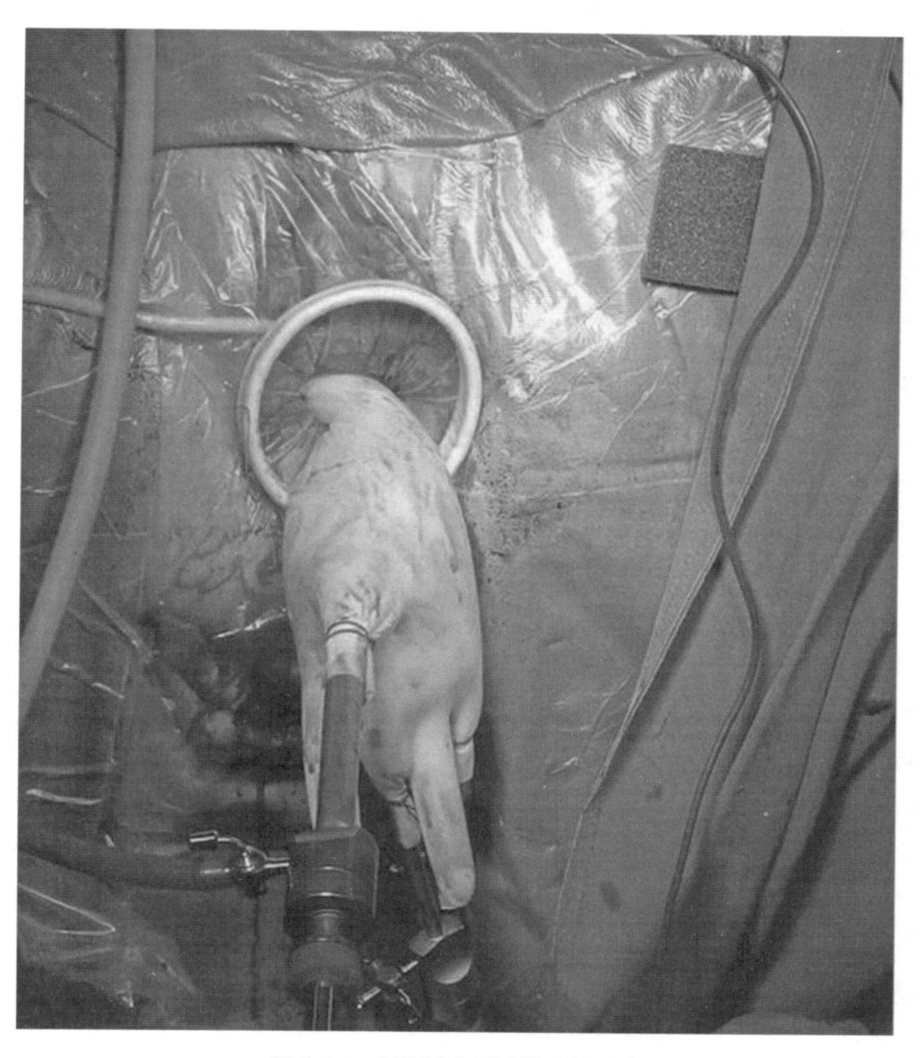

图 2-3-3　经阴道自然腔道内镜手术

第四节 蓬勃发展的儿外科腔镜技术

小儿腹腔镜外科是一门新兴学科，开创了小儿外科新的篇章，手术已经在国内外广泛开展，逐渐成为治疗部分小儿腹部疾病的常规技术。20 世纪 70 年代，应用腹腔镜诊断胆道闭锁和性腺发育异常标志着小儿腹腔镜外科开始起步。自此之后，Kit(1990 年)将腹腔镜运用在小儿幽门环肌切开术之中，Gotz 于 1990 年将其运用于小儿腹腔镜阑尾切除术。此外，Gilchrist 于 1992 年开展了腹腔镜疝囊高位结扎术。

一、小儿腹腔镜外科的特点

小儿解剖生理特点与成人有许多不同之处，因此小儿腹腔镜也有其特点：第一，小儿腹腔容积小，操作空间小，因而为了扩大操作空间，常需留置胃管及尿管，有时术前需回流灌肠，清除结肠内积气、积粪。此外，腹腔镜下悬吊技术在儿外科也应用广泛，如腹腔镜胆总管囊肿根治术中将肝圆韧带及胆囊悬吊，腹腔镜食管裂孔疝修补术中将肝脏悬吊等，结合术中体位的调整，均能达到很好的暴露手术野的目的[65]。第二，小儿腹壁薄，因而往往仅需较低的气腹压力，即可使腹壁隆起。术中应避免过高的气腹压，通常新生儿在 6 mmHg，婴幼儿应在 8～10 mmHg，年长儿一般不超过 12 mmHg。由于腹壁薄穿刺套管容易滑脱，可使用乳胶管包裹穿刺套管再与皮肤缝合固定，缝线在术中还可同时起牵引的作用，扩大操作空间。第三，术中麻醉药物的肌松效果对小儿腹腔镜操作空间影响较大，如操作过程中发现空间突然变小，除需要检查气腹机有无异常、CO_2 气体是否泄漏以外，还需要关注是否肌松药物不足。第四，小儿腹腔前后径较短，器官、组织较脆弱，因而穿刺置入气腹针及穿刺套管时需格外小心，避免损伤。一般推荐开放式置入第一个穿刺套管。第五，新生儿由于脐静脉未完全闭锁，在作脐窝上缘切口时，应避免损伤血管。此外，新生儿腹腔镜手术，由于操作空间更小，一般不将腹腔镜镜头置于脐部。上腹部手术可将镜头置于下腹部，下腹部手术可将镜头置于上腹部。

二、腹腔镜在小儿外科的应用

目前小儿外科大多数手术都可以在腹腔镜下完成，小儿普外科的手术主要包括：阑尾切除术、美克尔憩室切除术、疝囊高位结扎术、胆囊切除术、胆总管囊肿根治术、肛门成形术、先天性巨结肠根治术、脾切除术、膈疝修补术、肠旋转不良 Ladd 术等。小儿泌尿外科的手术主要包括：隐睾下降固定术、精索静脉高位结扎术、鞘状突高位结扎术、肾盂输尿管成形术、输尿管再植术等。

（一）疝囊高位结扎术

经历了早期三孔法腹腔镜下内荷包缝合到两孔法腹膜外结扎，以及目前广泛开展的单孔法腹膜外疝囊高位结扎[66-67]。腹腔镜小儿斜疝疝囊高位结扎术充分发挥了腹腔镜腹腔内探查的优势，能方便地观察对侧，发现开放的内环口并且深陷，即可诊断隐性疝，手术中顺便缝扎处理。近年来，由于技术的发展，手术适应症也不断扩大，不少学者将其应用于小儿嵌顿性腹股沟斜疝的治疗。在麻醉状态下于腹腔镜直视下复位嵌顿疝，可以直接观察腹腔内情况，如渗液性质及量、肠管血运及其他疝内容物情况。其具有一定的优势：避免单纯手法复位引起的脏器破裂、腹膜炎；术中发现肠壁缺血水肿，可及时处理，并有效的观察其血运的恢复状况、肠管的蠕动及系膜血管波动；在观察时间内可同时完成疝修补手术，缩短手术时间；如发现肠坏死、浆膜破裂可及时处理，避免了嵌顿疝并发症的发生。但操作者需要严格把握手术适应症，术中遇到困难及时中转，避免严重并发症的发生。

（二）阑尾切除术

早期在实施腹腔镜阑尾切除术时，因受器械和技术熟练程度等的限制，认为仅适合单纯性阑尾炎，但随着医学的发展，逐渐应用于治疗包括阑尾周围脓肿在内的复杂性阑尾炎[68]。通常采用经脐部、左下腹、耻骨上各放置一 Trocar 进行手术，是目前临床应用中最为广泛的方式，视野暴露清楚，操作空间大。对于急性单纯性阑尾炎、慢性阑尾炎等操作不困难的情况下，也有采用经脐辅助腹腔镜阑尾切除术或经脐单部位腹腔镜阑尾切除术[69]。术中若出现下列情况应及时中转开腹手术：

① 阑尾与周围粘连严重，解剖关系不清；② 盲肠壁内异位阑尾；③ 阑尾恶性肿瘤；④ 严重的副损伤，包括肠管损伤、术中出血多，腔镜下止血困难。

（三）胆道造影和肝活检术

主要适用于不明原因的黄疸。在脐部置入腹腔镜镜头，右上腹肋缘下置入操作钳，对胆囊、肝脏及肝门部进行探查，术中可经胆囊穿刺造影，也可经右上腹 Trocar 将胆囊拖出体外，置管造影[70]。

（四）巨结肠根治术

传统的开腹手术时间长、创伤大，腹腔镜辅助下巨结肠根治术手术创伤则较小，同时可以在腹腔内观察病变肠管全貌，腔镜下对肠管的游离也比单纯经肛门手术方便[71]。操作时需要注意的是，在腹腔内游离结肠时不能紧贴肠壁游离，需保留一级血管弓，以避免肠管血运障碍。此外，在处理盆底时，使用超声刀打开腹膜返折即可，避免盆底游离过多导致神经损伤，出现尿潴留[72]。

（五）美克尔憩室切除术

脐部置入腹腔镜镜头，左下腹置入无损伤钳，自回盲部开始向近端探查小肠。找到憩室后用左下腹操作钳钳夹固定，扩大脐部穿刺孔，将病变肠管自脐部拖出，切除病损后再还纳腹腔。手术时间、并发症与开腹手术无异，主要优点在于腹腔镜下探查视野大，暴露清楚；术后主要切口疤痕隐藏在脐部，美观性较好[73-74]。

（六）脾切除术

小儿腹腔镜脾切除指征与传统开腹手术大致相同，但多用于遗传学球形红细胞增多症患者等血液系统疾病导致脾肿大者，一般不用于急诊手术。脾蒂的处理方法有多种，有丝线内结扎法，也有应用 Hem-O-Lock 钳夹或者使用血管切割钉合器，其更为方便、安全，不足之处是费用昂贵[75-76]。腔镜下取脾也是操作中的一大难点，往往花费很长时间。操作中务必避免碎脾遗漏到腹腔，引起脾种植或感染。

（七）胆总管囊肿根治术

先天性胆总管囊肿是临床上常见的小儿胆道发育畸形之一，目前囊肿切除、肝总管-空肠 Roux-Y 吻合术是其公认的手术治疗方法[77]。随着微创外科的发展，腹腔镜手术已应用到胆总管囊肿根治术，因其操作复杂，往往被认为是体现小儿腹腔镜操作水平的标志性手术。目前采用比较多的方法是腔镜下剥离囊肿后，扩大脐部穿刺孔，将小肠经脐部拖出腹腔外吻合，再放回腹腔、重建气腹，腔镜下完成胆肠吻合。近年来也有学者尝试全腹腔镜下胆总管囊肿根治术[78]。

（八）腹腔镜下肾盂输尿管成形术

肾盂输尿管连接部狭窄是儿童肾积水较常见的原因，离断式肾盂输尿管成形术是治疗本病的最常用方法。腹腔镜的应用使得本手术更加微创，经腹腔或后腹腔途径，在解除肾盂输尿管连接部的梗阻后，裁剪扩张的肾盂壁，再将裁剪后的肾盂壁与切开的输尿管缝合，恢复肾盂输尿管连续性[79]。近年来随着操作水平的提高，也有学者提出无管化腹腔镜下肾盂输尿管成形术。

（九）隐睾下降固定术

最初适应症为睾丸不可触及的隐睾患儿，腹腔镜下可以充分游离精索血管至肾下极，输精管可以游离至前列腺部，提高一期手术成功率。近年来对于腹股沟型隐睾患儿，也有学者采用腹腔镜手术，通过使用腹腔镜分离钳自内环口插入阴囊底部，在分离钳的引导下切开阴囊皮肤，引导血管钳自阴囊底部进入腹腔，夹住睾丸将其下降固定至阴囊皮下、肉膜外[80-81]。此法可以有效简化手术步骤，同时腹腔镜下可以方便地完成鞘状突高位结扎。

三、展望

我们已经可以看到腹腔镜越来越广泛地应用于小儿外科的治疗中，并且部分手术已经达到了艺术化的程度。单部位腹腔镜技术、3D 腹腔镜技术[82]、达芬奇机器人也逐渐应用在儿外科腔镜领域。随着腹腔镜器械的不断改进和创新、外科医生手术技巧的不断提高，可以预见，在不久的将来，儿外科大多数传统开腹手术必将被腔镜手术取代。

第五节　历久弥新的胸外科腔镜技术

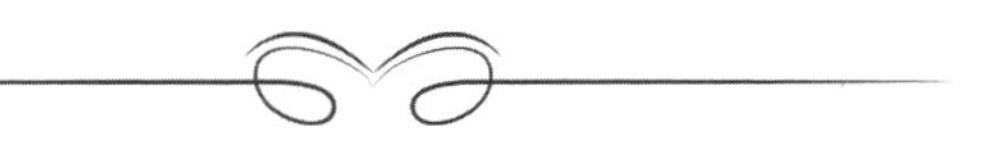

一、百年磨一镜，胸腔窥玄机

（一）传统胸腔镜的光辉

胸腔镜的问世显然要晚于腹腔镜和膀胱镜，因为心胸内器官对生命基础支持的重要性不言而喻，其解剖复杂程度及手术条件要求较高，直至今日，仍是相当一部分高难度外科技术渴望挑战的领域。

早在20世纪初，人类遭遇结核病菌的困扰，在没有链霉素等抗结核药物问世之前，尚无有效的治疗手段。这一时期，人工气胸治疗空洞型肺结核被认为是一种行之有效的治疗方法，1910年瑞典内科医生Jacobaeus率先利用膀胱镜在胸腔内分离胸膜粘连从而建立人工气胸治疗空洞型肺结核，写下了胸腔镜手术的开创之笔[83]。十年之后，经他改良的胸腔镜技术方法得到了世界广泛认同和推广[84]，此后20年间这项技术伴随内窥镜设备及电凝设备的改善得以成熟，并形成了系统的培训体系，传统胸腔镜进入全盛时代。但1945年后链霉素的发现与应用打破了这一局面，肺结核的治疗逐渐内科化，使得这项有创技术再无用武之地。只有少部分医院采用这项技术进行简单的胸腔及肺表面的诊断性检查。传统胸腔镜逐渐离开了人们的视野。

（二）现代胸腔镜的崛起

20世纪70年代后期，光学技术的发展带动了内镜设备的更新，微型摄像机的应用使得腔镜视野得以扩展。1987年，第一例腹腔镜下胆囊切除术的成功实施标志着内镜技术的春天到来。很快，致力于胸腔镜技术革新的先行者们开始尝试用新的设备进行胸腔内肺表面及胸膜疾病的诊疗。

但胸腔内的解剖结构与腹腔完全不同，肺脏内血管错综复杂，肺循环血管与心脏密切相关，稍有不慎，就会造成无法挽救的大出血，加之肺脏在通气状态下占据了整个胸腔，暴露视野非常有限，胸腔镜条件下没有合适的器械，想要完成复杂的肺叶切除绝非易事。20 世纪 90 年代伴随高精度光学技术、高清晰度摄显像系统、腔镜下腔内手术器械的研发以及现代麻醉监护技术水平的提升，胸腔镜技术快速发展，1992 年陆续出现了胸腔镜下肺叶切除、胸腺肿瘤切除及食管肌层切开等较高难度的病例报道[85]。随后美国胸外科学会和胸外科医师学会成立了胸腔镜外科医师委员会，对胸腔镜技术培训的规范化做出了卓越的贡献[86]。大洋彼岸，我国胸外科前辈紧紧跟上国际步伐，北京、上海等城市大型综合医院率先引进开展了该项技术，时隔两年后同样完成了胸腔镜下肺叶切除、胸腺切除、动脉导管闭合术等复杂手术，填补了国内胸(心)外科胸腔镜技术历史的空白[87-90]。这一时期，我们将电视辅助胸腔镜技术(video-assisted thoracoscopic surgery)简称为 VATS，并将其视为现代微创外科的基石[91]。2006 年，美国国立综合癌症网络(National Comprehensive Cancer Network，NCCN)指南将 VATS 肺癌根治术正式列入肺癌切除的标准治疗方式[92]，原先对 VATS 处理肺癌、食管癌等恶性肿瘤存在“肿瘤学原则”方面的分歧，随着长期随访数据的支持、临床经验的积累和腔镜技术的成熟逐渐销声匿迹。现代胸腔镜外科全面进入快车道发展时代。

(三) 未来胸腔镜的趋势

时过境迁，2000 年后，胸腔镜外科发展迎来了新的成员，机器人辅助系统进入外科领域，机器人辅助腔镜手术成为新热潮。2000 年，外科机器人辅助 VATS 肺叶切除术成功报道[93]，很快机器人辅助 VATS 下纵隔肿瘤、食管肿瘤等一系列手术报道如雨后春笋般出现，从而使得 RATS(robot-assisted thoracoscopic surgery)得以迅速在全球范围内铺开。虽然文献总结中 RATS 与 VATS 远期生存率方面对比并无显著优势[94]，但 RATS 的应用或许在不久的未来使得远程手术成为可能，并最终取代现在传统的 VATS 技术[13]。

纵观近 20 年的 VATS 发展可以看见两大明显趋势：VATS 手术流程规范性的不断优化、VATS 手术的应用范围不断扩大。在我国，2006 年卫生部已经启动了胸腔镜技术培训基地资格认证计划，制定了一整套规范，对胸腔镜培训基地软硬件资质作出了具体的规定，要求胸外科医生照此规范接受充分的培训，达到要求获得资格后方可开展胸腔镜手术。同年在全国胸外科专科会议上，王俊院士、陈海泉教授演示的完全胸腔镜下肺叶切除录像，通过网络信息交流的方式，打开了全国胸腔镜外科技术领域交流促进的新局面。在胸腔镜技术领域，北大人民医院王俊院士、广州医科大学何建行院长、华西医院刘伦旭院长、上海中山医院王群教授等对全胸腔镜下手术技巧及手术器械进行了优化，简化了腔镜下手术思路，对我国 VATS 技术应用推广起到了重要的作用[95-98]。伴随胸腔镜配套设备的进步及胸腔镜技术的改良，原先视为胸腔镜手术的禁忌如胸腔广泛粘连、"困难肺门"、肺血管术中止血等技术瓶颈也逐步得到突破[99-101]。全胸腹腔镜联合下的食管切除手术、解剖性联合肺段及亚肺段手术、复杂肺血管支气管成形重建手术等一系列复杂手术均在腔镜下成功实施并推广。

与此同时，微创理念持续推进。伴随麻醉管理技术的发展，2011 年台湾台大医院的陈晋兴等在国际上首先报道了在非气管插管麻醉下的 VATS 肺叶切除术[102]。操作切口的变化也十分显著，VATS 手术从原先的多孔逐渐转变为单孔（图 2-5-1），其中最为出名的事件是 2011 年由西班牙医生 Gonzalez-Rivas 首次报道的单孔 VATS 左下肺叶切除并系统淋巴结清扫术[103]。现如今单孔 VATS 手术已在我国成熟运用，技术水平达到国际一流。经剑突下切口胸腔镜下前纵隔肿瘤

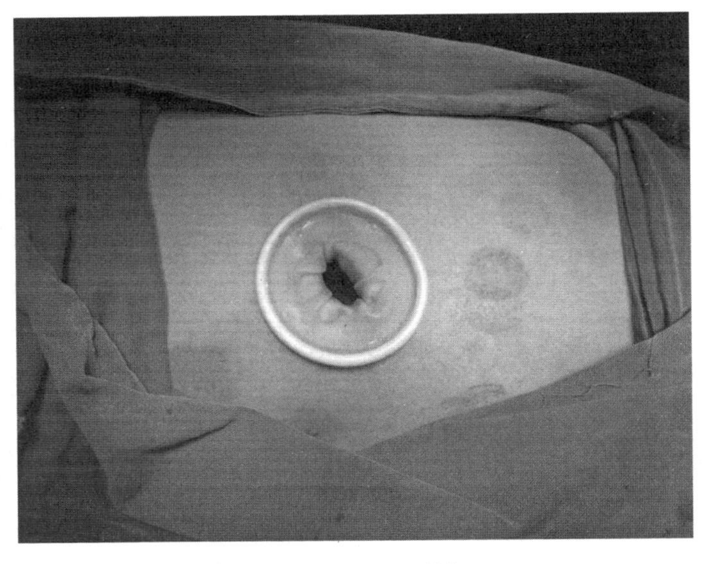

图 2-5-1 单孔胸腔镜切口

切除术、胸腺扩大切除术、肺叶肺段切除术以及充气纵隔胸腔镜下食管切除术等特殊类型的创新性胸腔镜手术也在不断改写着 VATS 的历史。我们有理由相信，VATS 的发展必将在未来经历由量变转为质变的过程，VATS 技术流程的高度规范化使得该项技术的推广更加安全便捷。未来 RATS 的仪器性能会更加卓越，使得胸腔镜手术变得更加轻松，历时百年的胸腔镜技术革新将愈加异彩纷呈。

二、工欲善其事 必先利其器

（一）胸腔镜机械系统[104]

现代胸腔镜的发展离不开现代电子、光学设备的进步，正如战场上战士需要了解他手中的兵器。想要了解并掌握胸腔镜技术，首先得了解胸腔镜器械的工作原理及设备特点。

与腹腔镜机械系统相似，胸腔镜机械系统由胸腔镜、光源系统、摄像机和显视器四个部分构成。目前常见的胸腔镜可分为硬性光学胸腔镜和软性胸腔镜两大类。硬性光学胸腔镜应用最多，也是最传统的光学系统硬镜，其由不锈钢管鞘、透镜组、光束、目镜等组成。光学视管按镜头斜面方向及视野方向可分为 0°镜、30°镜和 45°镜，其中 30°镜应用最为广泛。部分胸腔镜管道被设计为带操作孔道，如纵隔镜，可用于狭小空间内的手术操作。硬性光学视管的优点突出，主要表现在光学性能好、经济耐用、易于消毒及重复使用，但缺点是无法折弯，存在一定视觉盲区。软性胸腔镜多采用光导纤维传导图像，其前端可做 360°旋转，其优点正好克服了硬性光学视管的缺点，但由于分辨率较低，消毒及使用寿命不理想，目前较少用于外科手术。

光源系统是胸腔镜得以传递清晰视图的关键，总体而言，光源性能取决于灯泡质量，目前光源系统主要分为三大系列：卤素灯冷光源、氙气冷光源和弧光灯。常用的主要为氙气冷光源。当然，无论光源如何选择，最后必须通过光纤传递至摄像机的图像处理器中。

电视胸腔镜摄像系统目前已普遍升级为数字摄像系统，其像素、色彩及图像处理能力和记录功能都得到了极大的提升。但大多数胸腔镜图像仍属于二维，缺乏纵深感，术者需要经过长时间的训练才能自行建立立体视觉。近年来已生产使用的 3D 胸腔镜系统弥补了这一缺憾，但术者需佩戴 3D 眼镜，长时间使用容易眼睛疲劳，新一代的裸眼3D胸腔镜技术有望解决这一困扰，这也是未来胸腔镜设备发展的一个方向。

（二）胸腔镜手术专用器械

除了以上所述的胸腔镜机械系统以外，配合胸腔镜手术的专用胸腔镜器械也非常重要，除了专用的双关节器械（图2-5-2）外，能量平台的多样化对手术技术的革新起到了非常重要的推动作用。由电刀衍生出来的单极电凝器被公认为胸腔镜手术的基本配置器械，配合腹腔镜下使用的分离钳、抓钳，极大提高了腔镜下操作的效率及安全性。超声刀的出现进一步加强术中止血的效果，超声刀的工作原理是利用刀头高频振动产生切割及烧凝效应，其优点在于切割止血同步完成，刀口闭合状态下降低了对周围组织的传导热损伤，安全性更好。现超声刀被越来越多的胸腔镜手术者喜爱并推崇。

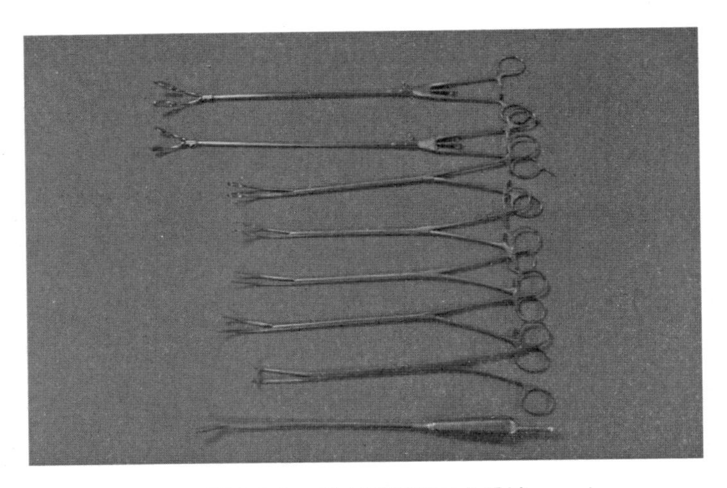

图2-5-2 单孔胸腔镜手术器械

与能量平台对应的还有专用的胸腔镜下吸引器，近年来随着单孔胸腔镜技术的推广，弯弧状腔镜下吸引器（图2-5-2）的使用越来越普遍，与长直杆的能量器械搭配使用，符合“一弯一直，一长一短”的原则，更有利于单孔腔镜下手术视野的暴露与操作。近年来流行的经剑突下切口胸腔镜手术促成了一系列相应的器械发明与改良，如专用的剑突拉钩可以将胸骨抬高加大操作空间，加长版的吸引器、双关节钳及能量器械（如加长版超声刀）有利于远距离的腔镜下操作。

腔镜下直线切割缝合器的发明与改良则大大简化了胸腔镜手术的操作模式，很大程度上代替了传统的缝合技术，尤其是对肺组织及肺动静脉的离断处理，不仅缩短了手术时间，也提高了手术切除的安全性及简便性。直线切割缝合器的工作原理类似与订书机，为保证闭合效果，目前国内外医疗器械公司生产的大多数直线切割缝合器均设计为6排钉孔错开的平行钉道，中间加入刀片轨道，在缝合钉完全闭合的同时进行切割，这样使得组织离断后两端各留有3排紧密扣合的吻合钉，大大降低了术野出血及污染的概率。腔镜食管切除手术中应用的一次性环形吻合器则使得上消化道重建技术趋于简单，但胸腔内吻合需要依靠术者熟练的腔镜技术，事先完成食管断端的钉砧置入及荷包包埋，方能顺利完成机械吻合。对于腔镜手术经验丰富的胸外科医师而言，腔镜下血管及气管的重建意味着对高难度手术的挑战，同时也更能体现腔镜下暴露与缝合的技巧。所以腔镜下缝合技术依然举足轻重。当然，伴随缝线材料的进步，特别是一体化针线，可吸收性缝线、非可吸收性单股缝线及抗菌性缝线的发展和推广，也促使腔镜下缝合的技术更加简便安全。

除此之外，伴随胸外科疾病谱的变化，肺小结节的发病率及手术比例越来越高，尤其是胸膜下亚厘米结节难以术中探及，容易导致腔镜手术失败[105]。为应对这一难题，胸外科前辈历时数十年探索，依赖日益先进的医疗设备创造了多种多样的术前定位方法，如CT引导穿刺定位技术、磁导航气管镜术前定位技术、肺部模型3D打印技术等，业已成为胸腔镜下肺切除手术术前规划中最为重要的辅助手段。应运而生的诸如专用的肺结节穿刺定位针、磁导航气管镜、3D重建软件等则推动了术前定位技术走向成熟。

三、纸上得来终觉浅，绝知此事要躬行

（一）术者之行，始于扶镜[106]

由于当前医疗环境以及胸腔镜手术学习曲线的限制，初学者不可能通过短短数月的培训学习就达到术者水平，比较现实的是做好第二助手（扶镜手）和第一助手，即所谓“术者之行，始于扶镜”。扶镜质量直接关系到手术的成败。因此胸腔镜初学者入门的首要目标应是做好 VATS 扶镜手。

学习做扶镜手的过程是逐步理解腔镜手术的过程，初学者在学习扶镜的过程

中需要把握三个基本要求：① 熟悉胸腔镜镜头特性，掌握远近视野转换、不同位置视角转换，在保证视野准确的同时，尽量兼顾术者的操作空间与角度，避免与操作器械“打架”；② 尽量保持胸腔镜的镜头稳定，使操作面始终位于显示器中心，通过反复多次练习，熟悉手术的应用解剖及手术操作步骤，可以和术者节奏保持同步；③ 省力原则，术中保持精力集中，学会在保证视野准确的同时，采用合适的姿势和“借力”（如肘部搭在手术台面上做支撑），学会扶镜尽量省力才能保持术程中视野持续稳定。

作为扶镜手的必要训练有三种类型：① 腔镜模拟器训练，腔镜模拟器下训练有利于培养二维镜像下的三维空间操作感，大部分年轻学员只需要通过很短时间的训练即可掌握；② 临床手术实践，在观摩同类手术或手术视频、了解手术操作过程后，学员直接跟随指导老师上台实践，手术过程中指导老师能将术中解剖要点、扶镜技巧及注意事项进行细致的带教，让学员产生直观的印象；③ 动物实验训练，属于高阶段训练的课程，需借助有资质的动物实验中心才能开展，一般两到三名学员一组，互为主刀与扶镜手，在指导老师的辅导下逐步完成如肺叶切除、食管游离等相对复杂的操作，强调手术真实感，从而使学员对手术操作的步骤和技巧有更深刻的认知[107]。除此之外，观看手术录像，尤其是手术视频复盘对提高学员乃至有经验的术者对手术的认知改进均起到非常有益的作用。

（二）不积跬步，无以至千里

胸腔镜手术的发展尤其是现代胸腔镜技术的推广经历了创立、被质疑、改良、最后被接受的漫长过程，原先对胸腔镜手术的种种限制都逐渐被打破，事实证明，胸腔镜手术的道路虽然曲折，但未来可期。

现如今媒体资源高度发达，胸腔镜手术的创新速度不断提升，特别是年轻胸外科医生的快速成长都得益于胸腔镜手术技术信息传递的透明化，但纵观手术的发展历程，任何一项外科技术的突破都离不开传统技术的支持，传统开放手术的技术核心如暴露，解剖，缝合，结扎等在胸腔镜手术中同样适用，甚至要求更高[108]。对于腔镜下出现的紧急情况（如大出血），只有凭借过硬的传统技术基础才能化险为夷。同样，对于难度较大的腔镜手术，只有身怀扎实的传统技术基础才能做到胸有成竹。

胸腔镜初学者在接触胸腔镜手术时应随时保持一颗冷静的头脑，腔镜下操作的顺利与否取决于术者本身与受术者病情判断两个方面。一方面，术者在操作顺利的情况下始终不忘保持小心谨慎，如果碰到腔镜下操作或暴露困难，切记保持情绪稳定，减少负面情绪带来的判断失误或动作变形。在术中出现意外时能第一时间实施有效的补救措施，并条理清晰地安排全部手术相关配合直至手术顺利完成。另一方面，面对受术者的病情，术者需要谨慎把握手术适应症和禁忌症。对于适合手术的病例，在术前进行仔细的手术评估和规划，充分预估手术中可能存在的变数和困难。当腔镜指征不足时，应果断选择中转开胸从而保证手术安全。

综上所述，对于初学者而言，无论是腔镜手术技术基础还是心理素质培养，绝非一朝一夕可以完成，需要经年累月的沉淀。正所谓“不积跬步，无以至千里”，初学者需要通过扎实的基础训练和漫长的临床积累才能真正掌握胸腔镜手术的精髓。最后期望大家通过对胸腔镜技术的不断创新，向着更高难度的技术领域奋力前进。

参考文献

[1] Yang L，Zheng R，Wang N，et al. Incidence and mortality of stomach cancer in China，2014[J]. China Cancer Research，2018，630(3)：291-298.

[2] Kitano S，Iso Y，Moriyama M，et al. Laparoscopy-assisted billroth I gastrectomy[J]. American Medical Association，1994，4(2)：146-148.

[3] Yu J，Huang C，Sun Y，et al. Effect oflaparoscopic vs open distal gastrectomy on 3-year disease-free survival in patients with locally advanced gastric cancer：the CLASS-01 randomized clinical trial[J]. JAMA，2019，321(20)：1983-1992.

[4] Liu F，Huang C，Xu Z，et al. Morbidity andmortality of laparoscopic vs open total gastrectomy for clinical stage I gastric cancer：the CLASS02 multicenter randomized clinical trial[J]. JAMA Oncol，2020，6(10)：1590-1597.

[5] Hu Y，Huang C，Sun Y，et al. Morbidity andmortality of laparoscopic versus open D2 distal gastrectomy for advanced gastric cancer：a randomized controlled trial[J]. Clin Oncol，2016，34(12)：1350-1357.

[6] Ciria R，Cherqui D，Geller D A，et al. Comparative short-term benefits of laparoscopic liver resection：9000 cases and climbing[J]. Ann Surg，2016，263(4)：761-777.

[7] Buell J F，Cherqui D，Geller D A，et al. The international position on laparoscopic liver

surgery：the louisville statement [J]. Ann Surg，2009，250(5)：825-830.

[8] Wakabayashi G，Cherqui D，Geller D A，et al. Recommendations for laparoscopic liver resection：a report from the second international consensus conference held in Morioka [J]. Ann Surg，2015，261(4)：619-629.

[9] AbuHilal M，Aldrighetti L，Dagher I，et al. The southampton consensus guidelines for laparoscopic liver surgery：from indication to implementation[J]. Ann Surg，2018，268 (1)：11-18.

[10] 蔡秀军，刘荣.腹腔镜肝脏切除手术操作指南[J]. 全科医学临床与教育，2012，10(1)：4-5.

[12] 中华医学会外科学分会肝脏外科学组.腹腔镜肝切除术专家共识和手术操作指南[J]. 中华外科杂志，2013，51(4)：289-292.

[13] 中国研究型医院学会微创外科学专业委员会. 腹腔镜肝切除术操作指南[J]. 中华腔镜外科杂志，2016，9(6)：321-324.

[14] 陈孝平，张万广. 腹腔镜肝癌根治术的难点与争议[J]. 中华普外科手术学杂志，2018，12(5)：361-363.

[15] 沈锋.腹腔镜肝叶切除的纷争[J].中华普外科手术学杂志，2018，12(5)：368-371.

[16] Cherqui D，Soubrane O，Husson E，et al. Laparoscopic living donor hepatectomy for liver transplantation in children[J]. Lancet，2002，359(9304)：392-396.

[17] Koffron AJ，Kung R，Baker T，et al. Laparoscopic-assisted right lobe donor hepatectomy[J]. Am. J. Transplant，2006，6(10)：2522-2525.

[18] 杨家印，李波，王文涛，等.腹腔镜辅助活体供者右半肝切取临床应用[J].中华移植杂志，2012，6(1)：12-14.

[19] 沈灏德，李宏宇，李波，等.全腹腔镜不含肝中静脉活体右半肝供肝切取术一例[J].中华移植杂志，2016，10(3)：135-137.

[20] Takahara T，Wakabayashi G，Konno H，et al. Comparison of laparoscopic major hepatectomy with propensity score matched open cases from the National Clinical Database in Japan[J]. Hepatobiliary Pancreat Science，2016，23(11)：721-734.

[21] Gagner M，Pomp A. Laparoscopic pylorus-preserving pancreatoduodenectomy [J]. Surg. Endosc.，1994，8(5)：1408.

[22] Gagner M，Pomp A. Laparoscopic pancreatic resection：is it worthwhile? [J]. Gastrointest Surg.，1997，1(1)：20-25.

[23] Toy F K，Smoot R T，Jr Toy. Smoot laparoseopie hemioplasty[J]. Surg. Laparose.

Endosc.，1991，1：151-155.

[24] 郑民华.腹腔镜疝修补术的现状与前景展望[J].中华疝和腹壁杂志，2007，1(2)：65-67.

[25] 中华医学会外科学分会疝和腹壁外科学组，中国医师协会外科医师分会疝和腹壁外科医师委员会. 成人腹股沟疝诊疗指南[J].中国实用外科杂志，2014，34(6)：484-486.

[26] 付建成，王闯，刘波，等. 腹腔镜腹壁疝修补手术现状分析[J]. 中华疝和腹壁外科杂志，2013，7(3)：218-220.

[27] 王平，谢秋萍.腔镜甲状腺手术临床应用争议和共识[J].中国实用外科杂志，2015，35(1)：76-81.

[28] Gagner M，Endoscopic subtotal parathyroidectomy in patients with primary hyperparathyroidism[J]. Br. J. Surg.，1996，83(6)：875.

[29] Hüscher C S，Chiodini S，Napolitano C，et al. Endoscopic right thyroid lobectomy [J]. Surg. Endosc.，1997，11(8)：877.

[30] 张豪，王亚兵，沈伟健，等.甲状腺良性肿瘤经胸乳入路腔镜切除术与开放性手术 Meta 分析[J].中国肿瘤外科杂志，2018，10(6)：379-384.

[31] Duh Q Y. Presidential address：minimally invasive endocrine surgery standard of treatment or hype[J]. Surg.，2003，134(6)：849-857.

[32] Tan C T，Cheah W K，Delbridge L. "Scarless" (in the neck) endoscopic thyroidectomy (SET)：an evidence-based review of published techniques[J]. Word. J. Surg.，2008，32 (7)：1349-1357.

[33] Clayman R V，Kavoussi L R，Soper N J，et al. Laparoseopic nephrectomy：initial case report[J]. J. Urol.，1991，146(2)：278-282.

[34] Gaur D D. Laparoscopic operative retroperitoneoscopy：use of a new device[J]. J. Urol.，1992，148：1137-1139.

[35] Albisinni S，et al. Long-term analysis of oncological outcomes after laparoscopic radical cystectomy in Europe：results from a multi-center study by the European Association of Urology (EAU) section of Uro-technology[J]. Bju International 2015：215-216.

[36] Lusch A，et al. Comparison of optics and performance of a distal snsor high definition cystoscope，a distal sensor standard definition cystoscope，and a fiberoptic cystoscope [J]. Urology，2013：e598-e599.

[37] Schurr M O，et al. The role and future of endoscopic imaging systems[J]. Endoscopy，1999：557-562.

[38] Bach T，et al. Technical solutions to improve the management of non-muscle invasive

TCC[J]. Bju International, 2014:115.

[39] Storz P, Buess G F, Kunert W, et al. 3D HD versus 2D HD: surgical task efficiency in standardized phantom tasks[J]. Surg. Endosc., 2012, 26(5):1454-1460.

[40] Honeck P, Wendt-Nordahl G, Rassweiler J, et a1. Three-dimensional laparoscopic imaging improves surgical performance on standardized ex-vivo laparoscopic tasks[J]. J. Endourol., 2012, 26(8):1085-1088.

[41] 李汉忠,张玉石,张学斌,等. 3D 腹腔镜系统在泌尿外科手术中的应用[J]. 中华泌尿外科杂志, 2013, 34(5):325-328.

[42] Kim J, Yu H S, Cho K S, et a1. A comparative study of laparoendoscopic single-site surgery versus conventional laparoscopy for upper urinary tract malignancies[J]. Korean. J. Urol., 2013,54(4):244-248.

[43] Gupta G N, Boris R, Chung P, et a1. Robot-assisted laparoscopic partial nephrectomy for tumors greater than 4cm and high nephrometry score: feasibility, renal functional, and oncological outcomes with minimum 1 Year follow-up[J]. Urol. Oncol., 2013, 31(1):51-56.

[44] Khalifeh A, Autorino R, Hillyer S P, et a1. Comparative outcomes and assessment of trifecta in 500 robotic and laparoscopic partial nephrectomy cases: a single surgeon experience[J]. J. Urol., 2013, 189(4):1236-1242.

[45] Wedmid A, Llukani E, Lee D I. Future perspectives in robotic surgery[J]. BJU Int., 2011,108:1028-1036.

[46] AlfonsoDueas-González, S Campbell. Global strategies for the treatment of early-stage and advanced cervical cancer[J]. Curr. Opin. Obstet. Gynecol., 2016, 28(1):11-17.

[47] PPathiraja, R Tozzi. Advances in gynaecological oncology surgery[J]. Best Pract. Res. Clin. Obste. Gynaecol., 2013, 27(3): 415-420.

[48] 赵福杰,王升科,苗欣欣,等.先封闭子宫颈癌瘤体法的无瘤化免举宫腹腔镜广泛性子宫切除改良手术 20 例分析[J].中国实用妇科与产科杂志, 2020, 36(7): 651-654.

[49] 王璐,赵新蕊,朱琳. 25 例早期宫颈癌无瘤化免举宫腹腔镜子宫切除术临床效果[J]. 山东大学学报, 2021, 59(6): 1-5.

[50] Skoczylas L C, Turner L C, Wang L, et al. Changes in prolapse surgery trends relative to FDA notifications regarding vaginal mesh JInt Urogynecol[J]. 2014, 25(4): 471-477.

[51] Maher C, Feiner B, Baessler K, et al. Surgical management of pelvic organ prolapse in

women[J]. Cochrane Database of Systematic Reviews, 2013, 4(5): CD004014.

[52] Speights S E, Moore R D, Miklos J R. Frequency of lower urinary tract injury at laparoscopic Burch and paravaginal repair[J]. J. Am. Assoc. Gynecol. Laparosc., 2000, 7(4): 515-518.

[53] 徐惠成，王延洲，袁吉钊，等.腹腔镜下阴道旁修补术治疗阴道前壁膨出的临床疗效分析[J].第三军医大学学报,2008,30(17):1661-1663.

[54] Stewart K I, Fader A N. New developments in minimally invasive gynecologic oncology surgery[J]. Clin. Obstet. Gynecol., 2017, 60(2): 330-348.

[55] Springborg H, Istre O. Single port laparoscopic surgery: concept and controversies of a new technique[J]. Acta Obstet Gynecol Scand, 2012, 91(10):1237-1240.

[56] 刘俊玲,曹颖,陈继明,等.微切口单孔腹腔镜卵巢缝合术的方法初探[J].中华腔镜外科杂志, 2019, 12(5):298-300.

[57] 陈继明，丁屹，杨璐，等.单孔三通道法行单孔腹腔镜手术治疗妇科良性肿瘤[J].中华腔镜外科杂志，2014，7(5)：410-413.

[58] Fader A N, Escobar P F. Laparoendoscopic single-site surgery (LESS) in gynecologic oncology: technique and initial report[J]. Gynecol. Oncol., 2009, 114(2): 157-161.

[59] Garrett L A, Boruta I D. Laparoendoscopic single-site radical hysterectomy the first report of LESS type III hysterectomy involves a woman with cervical cancer[J]. Am. J. Obstet. Gynecol., 2012, 207(6):e1-e2.

[60] Surgit O, Gumus I I. Laparoscopic supracervical hysterectomy, bilateral salpingo-oophorectomy, sacrocolpopexy and burch colposuspension performed during the same operative session via a single port[J]. Arch. Gynecol. Obstet., 2011, 283(1 Suppl): 127-131.

[61] Prodromidou A, Spartalis E, Tsourouflis G, et al. Robotic versus laparoendoscopic single-site hysterectomy: a systematic review and meta-analysis[J]. J. Robot. Surg., 2020, 14(5): 679-686.

[62] Zhang Y, Kohn J R, Guan X. Single-incision hysterectomy outcomes with and without robotic assistance[J]. JSLS, 2019, (23): 4.

[63] Lee C L, Wu K Y, Su H, et al. Transvaginal natural-orifice transluminal endoscopic surgery(NOTES) in adnexal procedures[J]. J. Min-im. Invasive. Gynecol., 2012, 19(4): 509-513.

[64] Lee C L, Wu K Y, Su H, et al. Hysterectomy by transvaginal natural orifice transluminal endoscopic surgery(NOTES): a series of 137 patients[J]. J. Minim. Invasive. Gyne-

col.，2014，21(5)：818-824.

[65] 马丽霜，李龙，张悦，等. 腹腔镜手术治疗婴幼儿食管裂孔疝的探讨[J]. 中华小儿外科杂志，2010，31(10)：728-731.

[66] Darmawan K F，Sinclair T，Dunn J C Y. Comparison of laparoscopic and open pediatric inguinal hernia repairs at two institutions[J]. Pediatr Surg Int，2018，34 (12)：1293-1298.

[67] 吕其刚，孙小刚，李金良，等. 单孔腹腔镜疝气针与常规两孔法治疗儿童腹股沟斜疝的临床效果比较[J]. 山东大学学报，2018，56(2)：51-55.

[68] 吕成超，黄河. 小儿复杂性阑尾炎的腹腔镜治疗[J]. 中华普通外科杂志，2012，27(3)：207-209.

[69] 沈刚，李功俊，周立军，等. 经脐单孔腹腔镜辅助与传统腹腔镜手术治疗小儿复杂性阑尾炎的对比分析[J]. 腹腔镜外科杂志，2020，25(6)：447-450.

[70] 王立丹，黄穗，刘帆，等. 腹腔镜术中胆道造影对婴幼儿阻塞性黄疸的诊断[J]. 实用放射学杂志，2013，29(1)：103-106.

[71] 董琦，孙为增，王玉芸，等. 腹腔镜下行 Soave 根治术治疗先天性巨结肠患儿的疗效评估[J]. 上海交通大学学报，2018，38(7)：841-844.

[72] Barrena S，Andres A M，Burgos L，et al. Long-term results of the treatment of total colonic aganglionosis with two different techniques[J]. Eur. J. Pediatr. Surg.，2008，18 (6)：375-379.

[73] 刘超，闫动，李香，等. 腹腔镜辅助经脐小切口治疗小儿美克尔憩室的临床分析[J]. 山东大学学报，2020，58(9)：40-44.

[74] 黄华，侯广军，李志猛，等. 腹腔镜辅助经脐“Z”形切口治疗小儿美克尔憩室[J]. 中国微创外科杂志，2011，11(4)：361-363.

[75] 于增文，李索林，李萌，等. 腹腔镜脾切除术中丝线内结扎与 Endo-GIA 处理脾蒂的比较[J]. 中华小儿外科杂志，2009，30(9)：591-592.

[76] 顾志成，朱雪明，吴缤，等. 比较腹腔镜与开腹脾切除术在治疗儿童血液病的应用[J]. 中华小儿外科杂志，2014，35(6)：439-443，447.

[77] Diao M，Li L，Cheng W. Single-incision laparoscopic hepaticojejunostmy for children with perforated choledochal cysts[J]. Surg. Endosc.，2018，32 (7)：3402-3409.

[78] Tang Y，Li F，He G. Comparison of single-incision and conventional laparoscopic cyst excision and Roux-en-Y hepaticojejunostomy for children with choledochal cysts[J]. Indian J Surg，2016，78(4)：259-264.

[79] 牛志尚，郝春生，叶辉，等.改良腹腔镜下离断式肾盂成形术治疗小儿肾盂输尿管连接处梗阻的临床分析[J]. 中华泌尿外科杂志，2014，35(8)：587-590.

[80] 刘铭，李富江，迟仁杰，等.单孔腹腔镜辅助 Bianchi 手术治疗合并鞘状突未闭的滑动性隐睾[J]. 中国微创外科杂志，2018，18(1)：36-38，42.

[81] 郭立华，郝春生，牛志尚，等.经脐单部位腹腔镜治疗小儿单侧隐睾并双侧鞘突未闭及内环口处理方法的选择[J]. 中华实用儿科临床杂志，2018，33(11)：816-819.

[82] 余东海，朱天琪，魏明发，等. 3D 腹腔镜在小儿外科中的初步应用探讨[J]. 中华小儿外科杂志，2014，35(11)：836-839.

[83] H C Jacobaeus. Über laparo-und thorakoskopie[J]. Beiträge zur Klinik der Tuberkulose，1912，25(2)：256-257.

[84] Jacbaeus. Thoracoscopy insurgery of the chest[J]. The American Journal of the Medical Sciences，1922，164(4)：136-137.

[85] Landreneau Rodney J，Mack Michael J，Hazelrigg Stephen R，et al. Video-assisted thoracic surgery：basic technical concepts and intercostal approach strategies[J]. Ann Thorac Surg 1992，54(4)：800-807.

[86] Statement of the AATS/STS Joint committee on thoracoscopy and video assisted thoracic surgery[J]. Ann. Thorac. Surg.，1992，54(1)：1.

[87] 王俊，陈鸿义，崔英杰，等.胸腔镜手术在肺癌诊断和治疗中的作用和地位[J].中华外科杂志，1996，34(2)：79-81.

[88] 何建行，杨运有，陈满茵，等.胸腔镜肺叶切除术[J].中华外科杂志，1996，34(2)：76-78.

[89] 严秉泉，陈汉章.胸腔镜胸腺切除术治疗重症肌无力[J].中华外科杂志，1996，34(9)：543-545.

[90] 肖海，张荣良，林金祥，等.电视胸腔镜手术治疗动脉导管未闭[J]. 中华外科杂志，1996，34(2)：82-83.

[91] 王俊，杨帆.我国胸部微创外科的发展现状和方向[J].中华医学杂志，2006，86(33)：2305-2306.

[92] Ettinger D S，Bepler G，Bueno R，et al. Non-small cell lung cancer clinical practice guidelines in oncology[J]. J Natl Compr Canc Netw，2006，4(6)：548-582.

[93] Tanaba Y，Sugawara H，Yamauchi H，et al. Thoracoscopic major lung resection for primary lung cancer by a single surgeon with a voice-controlled robot and an instrument retraction system[J]. The Journal of Thoracic & Cardiovascular Surgery，2000，120(2).

[94] John Agzarian, Christine Fahim, Yaron Shargall, et al. The use of robotic-assisted thoracic surgery for lung resection: a comprehensive systematic review[J]. Seminars in Thoracic and Cardiovascular Surgery, 2016, 28(1).

[95] 李运，王俊，隋锡朝，等.全胸腔镜肺叶切除手术操作流程及技巧的优化：北京大学人民医院经验[J]. 中华胸心血管外科杂志，2010，26(5)：300-306.

[96] 何建行.微创伤胸外科手术历史、现状和未来[J]. 国际病理科学与临床杂志，2013，33(1)：1-7.

[97] 刘伦旭，车国卫，蒲强，等.单向式全胸腔镜肺叶切除术[J]. 中华胸心血管外科杂志，2008(3)：156-158.

[98] 谭黎杰，王群，徐正浪，等.肺叶切除几种微创术式比较[J]. 中华胸心血管外科杂志，2005(2)：78-79.

[99] 梅建东，蒲强，马林，等. 胸腔镜肺手术中血管损伤出血及其防控策略[J]. 中华外科杂志，2017，55(12)：898-902.

[100] 梅建东，刘伦旭. 胸腔镜解剖性肺切除手术常见意外情况及其处置[J]. 中国肺癌杂志，2016，19(6)：382-388.

[101] 戴为民，杨博，初向阳，等. 胸腔镜肺叶切除术中常见问题的预防和处理[J]. 中华胸心血管外科杂志，2010(5)：297-299.

[102] Chen J S, Cheng Y J, Hung M H, et al. Nonintubated thoracoscopic lobectomy for lung cancer [J]. Ann. Surg., 2011, 254(6): 1038-1043.

[103] Gonzalez-Rivas D, Paradela M, Garcia J, et al. Single-port video assisted thoracoscopic lobectomy[J]. Interact. Cardiovasc. Thorac. Surg., 2011, 12(3): 514-515.

[104] 任华，戈烽. 实用胸腔镜外科手术学[M]. 北京：中国协和医科大学出版社，2011：26-28.

[105] Findik G, Demiroz S M, Apaydin S M K, et al. Computed tomography-guided methylene blue labeling prior to thoracoscopic resection of small deeply placed Pulmonary Nodules. Do We Really Need Palpation? [J]. Thorac. Cardiovasc. Surg., 2017, 65(5):387-391.

[106] 李辉. 术者之行始于扶镜[J].中国肺癌杂志，2016，19(6)：368-370.

[107] 常栋，崔永. 微创时代胸外科研究生胸腔镜手术的培养与训练[J]. 医学教育管理，2019，5(S1)：28-30，34.

[108] 刘会平. 微创肺叶切除术临床技巧[J]. 中国微创外科杂志，2006(9)：646-647.

第三章　腔镜基本技能操作规程及评分标准

第一节　夹 豆 项 目

一、练习目的

① 认识并能正确熟练使用分离钳和抓钳。

② 提高学员腔镜下的双手配合、视觉转换、纵深感及精确定位的能力。

二、物品准备

腔镜模拟训练器 1 台，塑料或不锈钢小碟 2 个，黄豆 20 颗，红豆 10 颗，抓钳和分离钳各 1 把，计时器 1 个(图 3-1-1)。

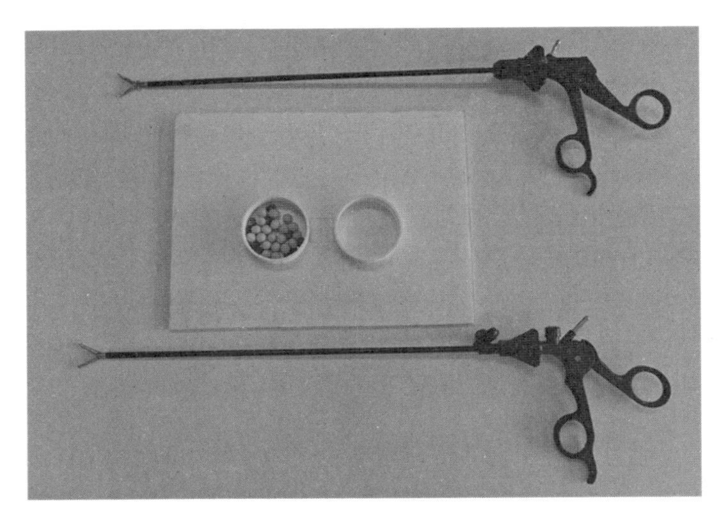

图 3-1-1 夹豆项目物品准备

三、操作方法

左手持分离钳，旋转旋钮使分离钳凹面朝上，从一侧的 A 盒内轻轻夹起一颗黄豆，用力均匀，防止黄豆脱落，移至两盒中央，在空中完成一次交接，将黄豆传递给右手持有的抓钳，交接过程中，将分离钳钳口平面与抓钳钳口平面调整成一个接近垂直的角度，使得两者之间可以有一个空隙，便于交叉传递，最后松开黄豆放入另一侧的 B 盒中，两盒间距 2 cm，可以左右手互换练习（图 3-1-2）。

四、考核方法

器械进入模拟器开始计时，操作完成、器械拔出结束计时，在此过程中出现不交接者，或豆子掉落的情况，需重新进行抓持传递直至完成，最后记录完成 10 颗豆子传递的时间。在 90 秒内完成者为合格，超出时间，每少传递一颗黄豆，最终成绩增加 9 秒。

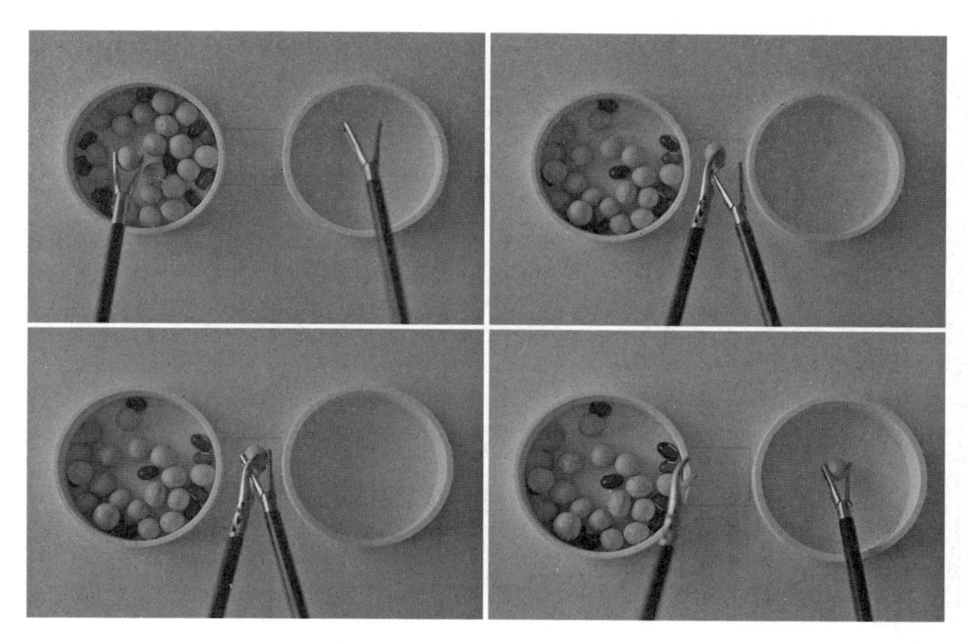

图 3-1-2　夹豆项目操作方法

五、评分标准表格

夹豆项目评分标准			
选手编号			
项目	评分细则	时间(秒)	备注
完成时间	时间记录到小数点后一位,超时未完成请记录 90.0 秒		
超时未完成加时	超时未完成数量×9.0 秒		
总时间	完成时间＋超时未完成加时		
裁判签名			

第二节 剪圈项目

一、练习目的

① 认识并能正确熟练使用腔镜下分离钳和分离剪。

② 提高学员腔镜下的双手配合、视觉转换和精确剪切的能力。

二、物品准备

腔镜模拟训练器1台，橡胶圈模块(外侧红圈直径4.6 cm，内侧红圈直径4.4 cm，两圈间距0.2 cm)，分离钳、分离剪各1把，直尺、圆规、计时器各1个(图3-2-1)。

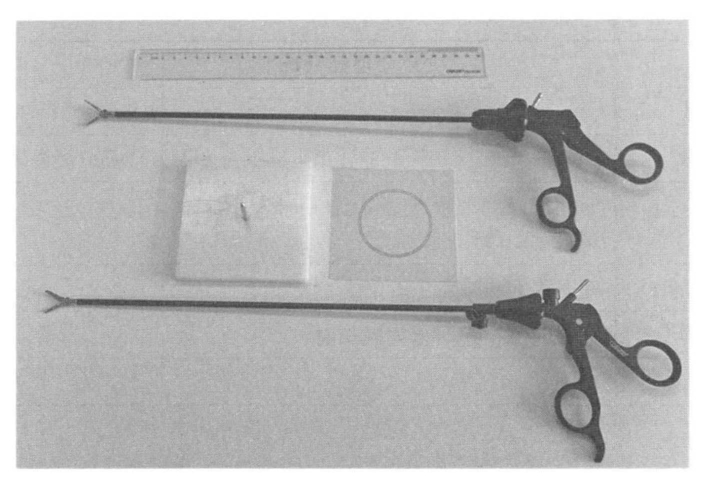

图3-2-1 剪圈项目物品准备

三、操作方法

左手持分离钳，右手持分离剪，通过分离钳牵拉、调整，辅助显露待剪切的轨迹，使用分离剪在模块上内外红圈之间剪开，沿内外圈之间完整剪下包含内侧红圈的圆片，同时需保持残片上外侧红圈完整，左右手器械可互换，注意不可旋转模块，分离剪必须在内外圈中间剪开，不可从模块外侧往内侧剪开(图 3-2-2)。

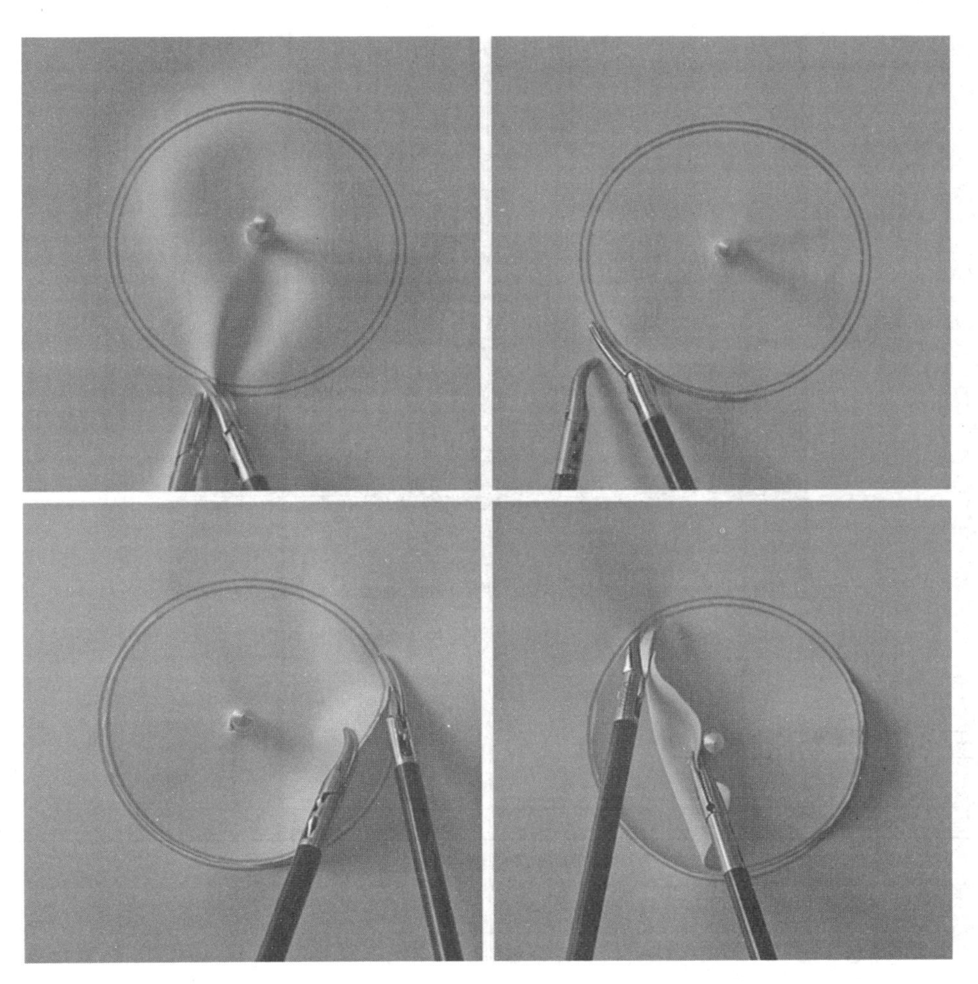

图 3-2-2　剪圈项目操作方法(左右手器械可互换)

四、考核方法

器械进入模拟器开始计时，操作完成、器械拔出结束计时，记录剪圈的完成时间。剪下的中间圆片和残片中每个红线中断，完成总时间增加 10 秒；剪下的原片和残片中，红线中断长度每超过 1 cm 一次，完成总时间增加 60 秒。在 480 秒内完成者为合格，超时未完成圆圈，按圆心算，每角度总时间增加 1.5 秒(图 3-2-3)。

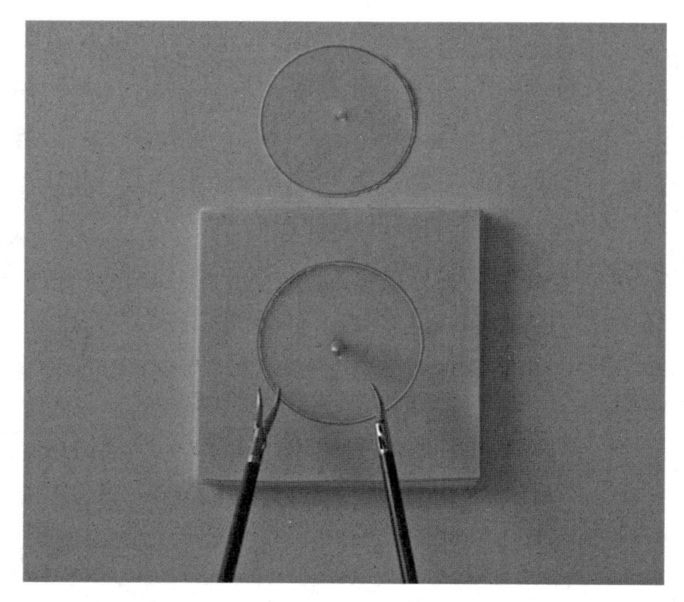

图 3-2-3 剪下的圆片和残片上红色不能中断

五、评分标准表格

剪圈项目评分标准			
选手编号			
项目	评分细则	时间(秒)	备注
完成时间	时间记录到小数点后一位，超时未完成请记录 480.0 秒		

续表

项目	评分细则	时间(秒)	备注
≤1 cm 中断加时	≤1 cm 中断个数×10.0 秒		
＞1 cm 中断加时	＞1 cm 中断个数×60.0 秒		
未完成加时	按圆心测量未完成角度×1.5 秒		
总时间	上述四项相加之和		
裁判签名			

第三节　缝合打结项目

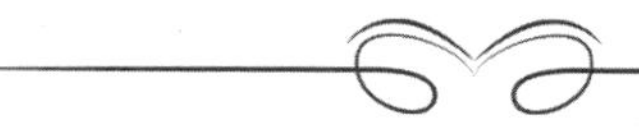

一、练习目的

① 认识并能正确熟练使用腔镜下分离钳、持针器和分离剪。

② 掌握腔镜下调针、持针、缝合和打结等技能。

③ 提高学员腔镜下双手配合、手眼配合的能力和纵深感。

二、物品准备

腔镜模拟训练器 1 台，模拟组织硅胶模块 1 块，针及缝线，持针器、分离钳、分离剪各 1 把，直尺、计时器各 1 个(图 3-3-1)。

三、操作方法

左手执分离钳，右手执持针器，依照缝合打结标准流程，在标记的伤口区域缝 1 针，完成 3 个方结，其中第一个结(外科结)需要绕线 2 圈，第二和第三个结各绕线

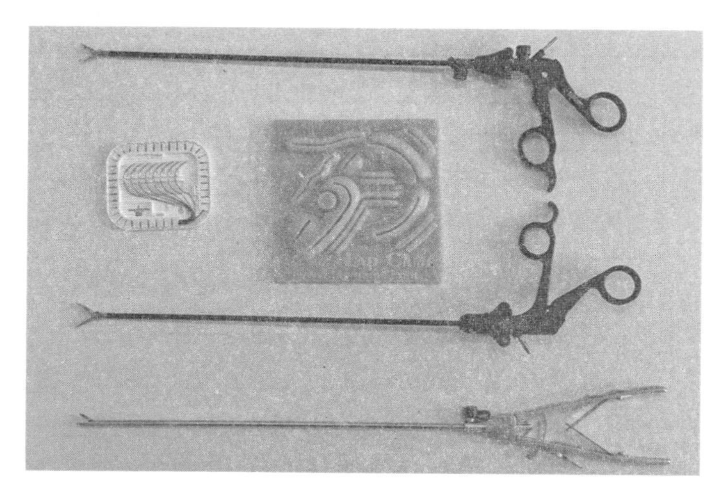

图 3-3-1 缝合打结项目物品准备

1 圈，最后留 0.5～1 cm 长度线尾。

关键操作步骤如下：

① 针线的选择：一般需使用带线弧度弯针，缝线长度留 12～15 cm，易于在有限的空间内缝合打结。

② 持针与调针：左手执分离钳夹持针前端 1/3 处，旋转分离钳调整针的方向，同时右手用持针器夹住缝线，通过牵拉、摆动线尾，将缝针调整与缝合平面呈垂直角度，松开缝线，持针器夹住缝针中后 1/3 交界处，确认好角度，关闭持针器(图 3-3-2)。

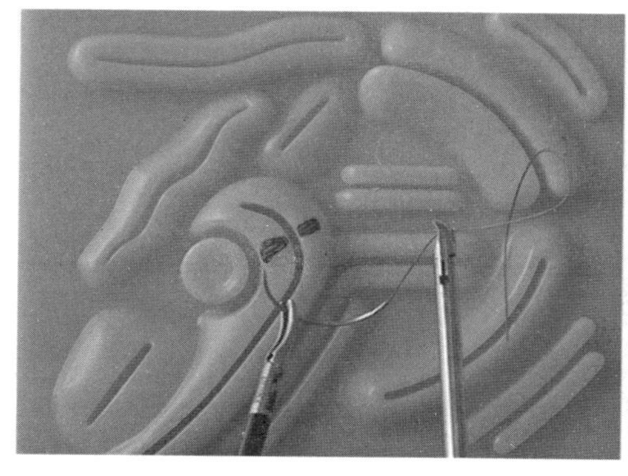

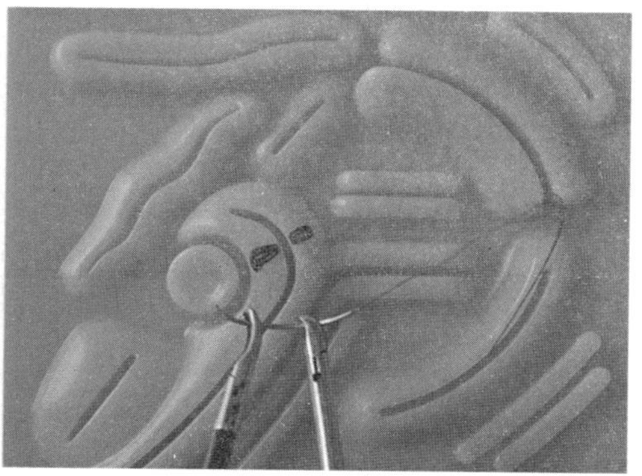

图 3-3-2 持针与调针

③ 缝合：垂直进针，手腕用力，力量作用于针尖，顺着出针的方向和针的弧度

用力，出针后，左手使用分离钳固定保护组织，右手顺弧度拔针，分段拉线（图 3-3-3）。

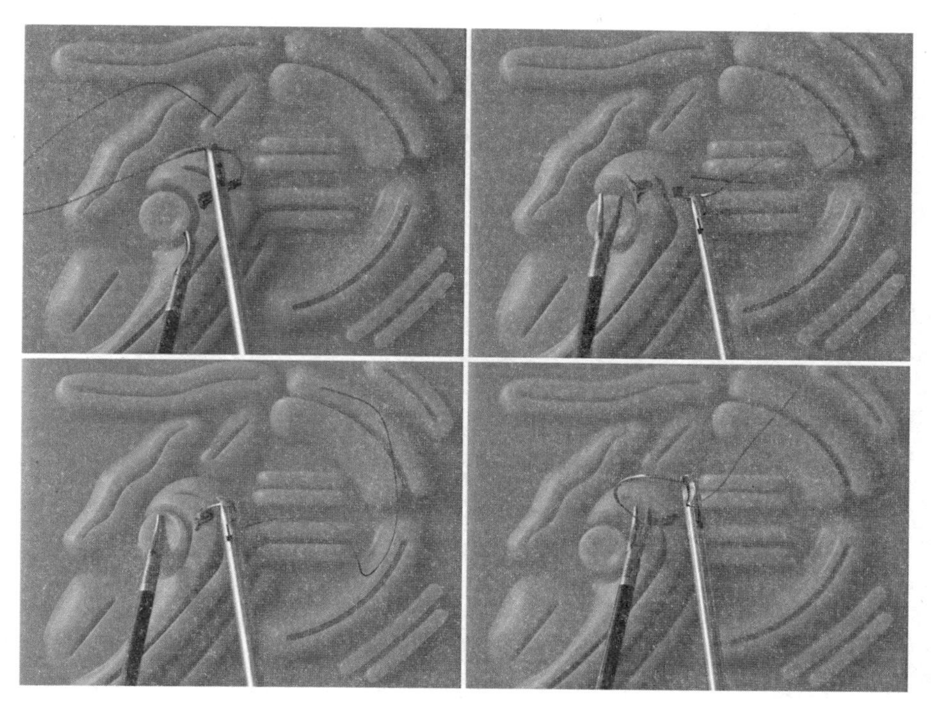

图 3-3-3　缝合

④ 打结：分离钳尖端夹线，分离钳凹面朝向伤口方向，预留适当长度线体以利于形成线圈。持针器钳口半张开，两钳凹面相对，顺着分离钳自上向下滑，顺时针绕线两圈，完成第一个外科结；再逆时针转动持针器，张开钳口绕线一圈，完成一个反结；最后，再打一个正结加固（图 3-3-4）。

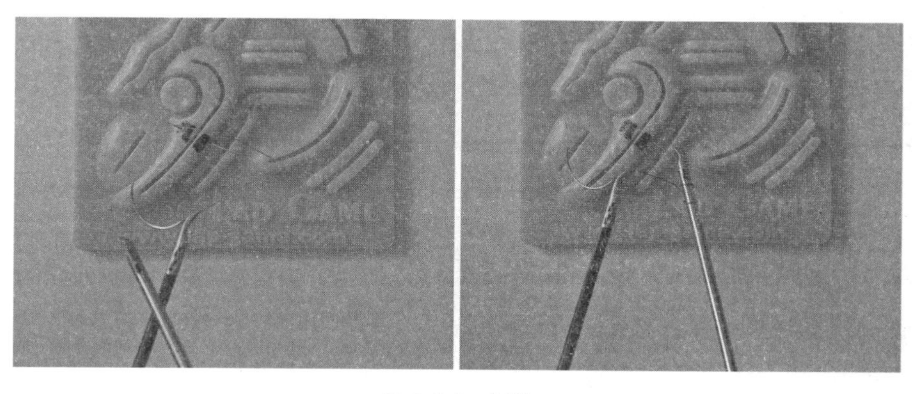

图 3-3-4　打结

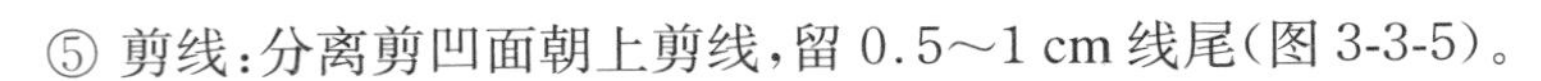

⑤ 剪线：分离剪凹面朝上剪线，留 0.5～1 cm 线尾（图 3-3-5）。

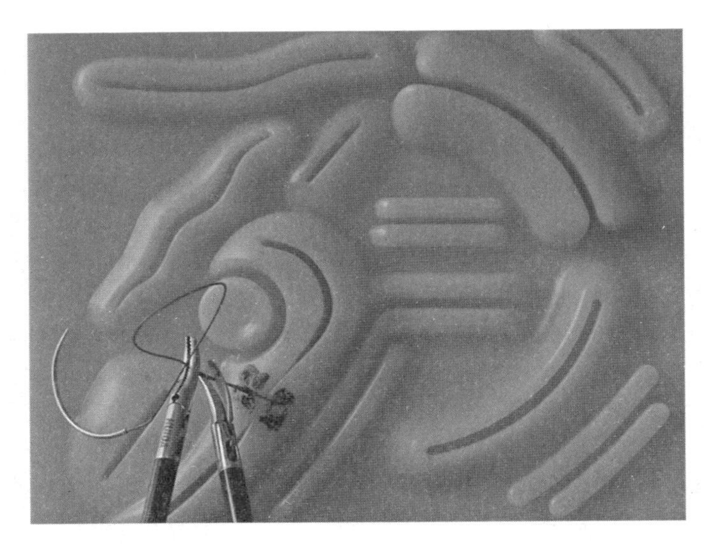

图 3-3-5　剪线

四、考核方法

器械进入模拟器开始计时，操作完成、器械拔出结束计时，记录完成时间。取出组织硅胶模块观察，缝合点不对称、线尾长度不合适总时间各增加 5 秒；伤口撕裂、未打外科结、加固结、结松动总时间各增加 15 秒。总时间在 180 秒内者为合格。

五、评分标准表格

<table>
<tr><th colspan="4">缝合打结项目评分标准</th></tr>
<tr><td>选手编号</td><td colspan="3"></td></tr>
<tr><td>项目</td><td>评分细则</td><td>时间(秒)</td><td>备注</td></tr>
<tr><td>完成时间</td><td>时间记录到小数点后一位，超时未完成请记录 180.0 秒</td><td></td><td></td></tr>
</table>

续表

项目	评分细则	时间(秒)	备注
增加 5 秒项目(没有请填 0)	缝合点不对称		
	线尾长度不合适		
增加 15 秒项目(没有请填 0)	未打外科结或加固结		
	结松动		
总时间	上述五项相加之和		
裁判签名			

第四节　钉转移项目

一、练习目的

① 认识并能正确熟练使用分离钳和抓钳。

② 提高学员腔镜下双手配合、视觉转换、纵深感及精确定位的能力。

二、物品准备

腔镜模拟训练器 1 台，钉转移模块 1 个（每个模块上有 4 排高度为 2cm 的钉子，第一排和第四排 4 个钉子，第二排和第三排 2 个钉子，其中第一排和第二排每枚钉子上均放置彩色套管 1 枚），抓钳和分离钳各 1 把，计时器 1 个（图 3-4-1）。

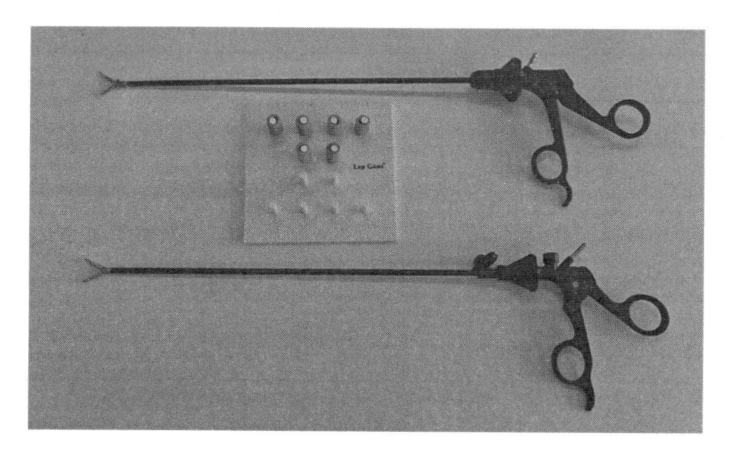

图 3-4-1 钉转移项目物品准备

三、操作方法

右手持抓钳，左手持分离钳，右手抓起钉板上的一枚套管，移置钉板上空，在空中完成一次交接，交接过程中需注意分离钳和抓钳需夹持套管同一端，传递到左手分离钳，移动一段距离，再套入对应位置的空钉子上，依次转移所有套管，可左右手互换练习（图 3-4-2）。

四、考核方法

器械进入模拟训练箱开始，6 枚套管全部转移完成、器械拔出结束，分别记每人完成的时间，在此过程中出现不交接者，或套管掉落，需重新进行抓持传递直至完成，最后记完成 6 枚套管转移的时间。在 90 秒内完成者为合格，超出时间，每少转移 1 枚套管，最终成绩增加 9 秒。

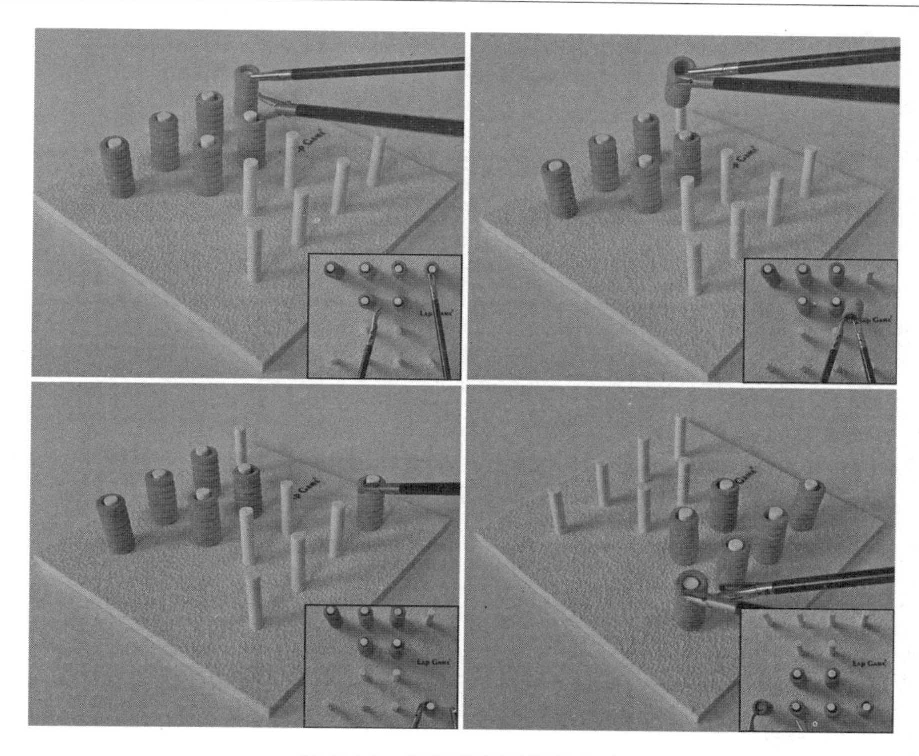

图 3-4-2 钉转移项目操作方法

五、评分标准表格

钉转移项目评分标准			
选手编号			
项目	评分细则	时间(秒)	备注
完成时间	时间记录到小数点后一位,超时未完成请记录 90.0 秒		
超时未完成加时	超时未完成数量×9.0 秒		
增加 5 秒项目	交接时左右手夹持不在套管同一侧,每一次加时 5.0 秒		
总时间	完成时间+超时未完成加时		
裁判签名			

第五节　穿隧道项目

一、练习目的

腔镜下双手协调能力以及操作精准度的训练。

二、物品准备

腔镜模拟训练器 1 台，穿隧道模块 1 个，抓钳和分离钳各 1 把，棉线 1 根，计时器 1 个（图 3-5-1）。

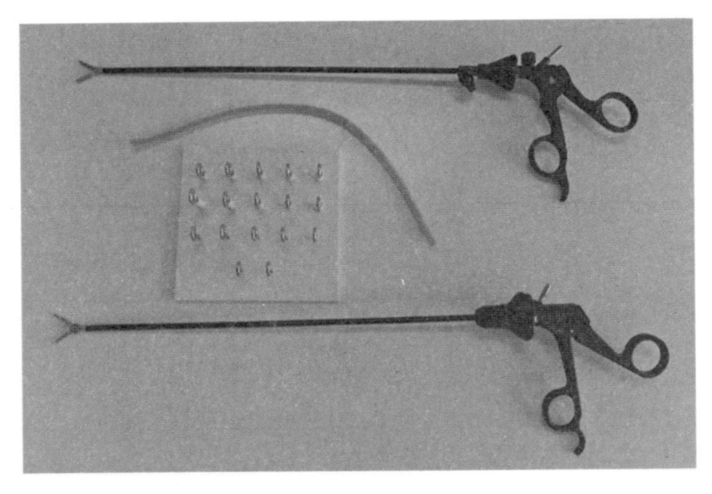

图 3-5-1　穿隧道项目物品准备

三、操作方法

操作者一手持抓钳，另一手持分离钳，夹持棉线由穿隧道模块第一排最右侧穿入。两钳配合、交替夹持，将棉线穿过第一排5个孔洞后，再从左往右穿过第二排5个孔洞，最后从右往左穿过第三排5个孔洞，左右手可交替练习(图3-5-2)。

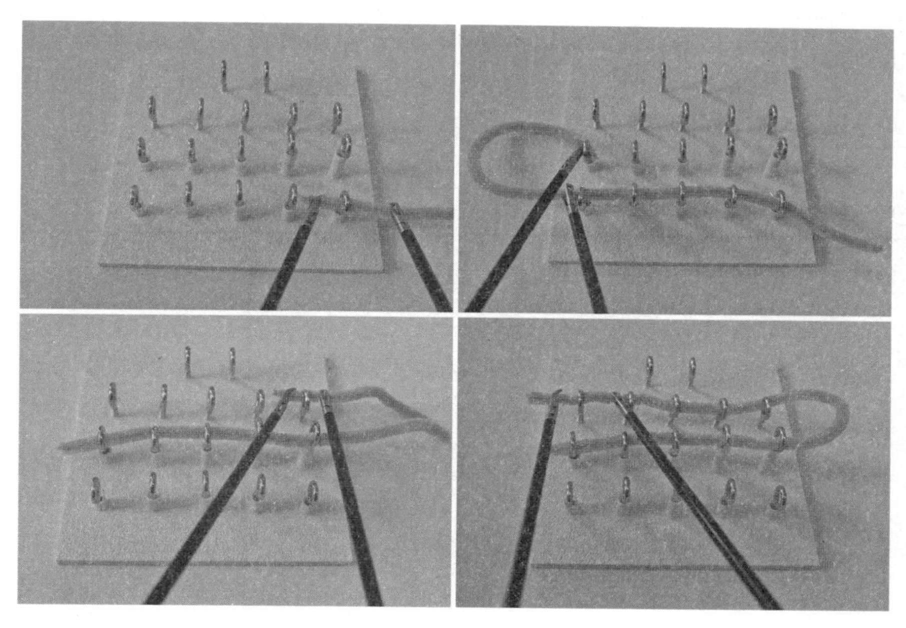

图 3-5-2　穿隧道模块操作方法

四、考核方法

器械进入模拟训练箱开始，器械拔出结束，分别记录每人完成时间，在90秒内完成者为合格，超出时间，每少穿过一个孔洞，最终成绩增加6秒。

五、评分标准表格

穿隧道项目评分标准			
选手编号			
项目	评分细则	时间(秒)	备注
完成时间	时间记录到小数点后一位,超时未完成请记录 90.0 秒		
超时未完成加时	超时未完成数量×6.0 秒		
总分	完成时间+超时未完成加时		
裁判签名			

第四章　腔镜高阶技能操作规程及评分标准

第一节　普外科高阶技能教程

一、腹腔镜模拟肠-肠吻合术

（一）练习目的

① 学习腹腔镜下缝合技术。
② 掌握腹腔镜下肠-肠吻合的技术。
③ 熟练掌握腹腔镜下调针、持针、缝合和打结等技能。
④ 提高学员腹腔镜下双手配合、手眼配合和纵深感的能力。

（二）物品准备

腔镜模拟训练器1台，持针器1把，分离钳2把，分离剪1把，计时器1个，3-0可吸收带圆针缝线，3-0不可吸收带圆针缝线，模拟小肠模块2段（每段长约10 cm），肠管固定装置，弯盘等（图4-1-1）。

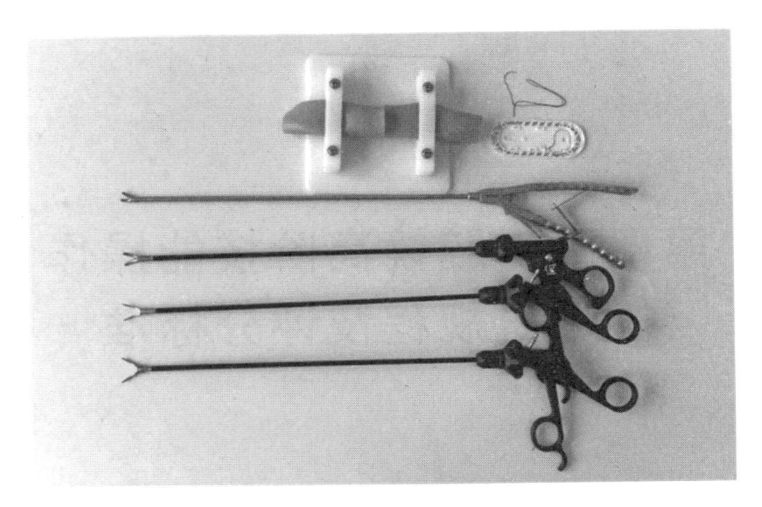

图 4-1-1 腹腔镜模拟肠-肠吻合术物品准备

（三）操作方法

双手持分离钳将两段肠管调整至开口对向放置，右手执持针器夹持缝针，通过两层缝合法进行肠-肠吻合，先在断端的 12 点和 6 点缝合两针牵引线，可让助手协助牵引显露后壁，内层用可吸收线连续缝合全层，先做后壁的间断或连续内翻缝合，再做前壁的连续内翻缝合，最后再以不吸收线连续内翻缝合浆肌层完成前壁外层缝合(图 4-1-1～图 4-1-5)。注意每次进针的宽度和间距，打结时注意用力的大小，不应用力过大造成组织撕裂。

（四）考核方法

器械进入模拟器开始计时，完成一次腹腔镜下模拟肠-肠吻合术，器械拔出结束计时。在此过程中不应出现肠管其他部位的损伤，缝合可靠，缝合完毕后用手指检测吻合效果，必要时可封闭一端后从另一端灌入生理盐水观察是否有明显渗出。在 40 分钟内完成者为合格，超出时间每增加 1 分钟扣 1 分。

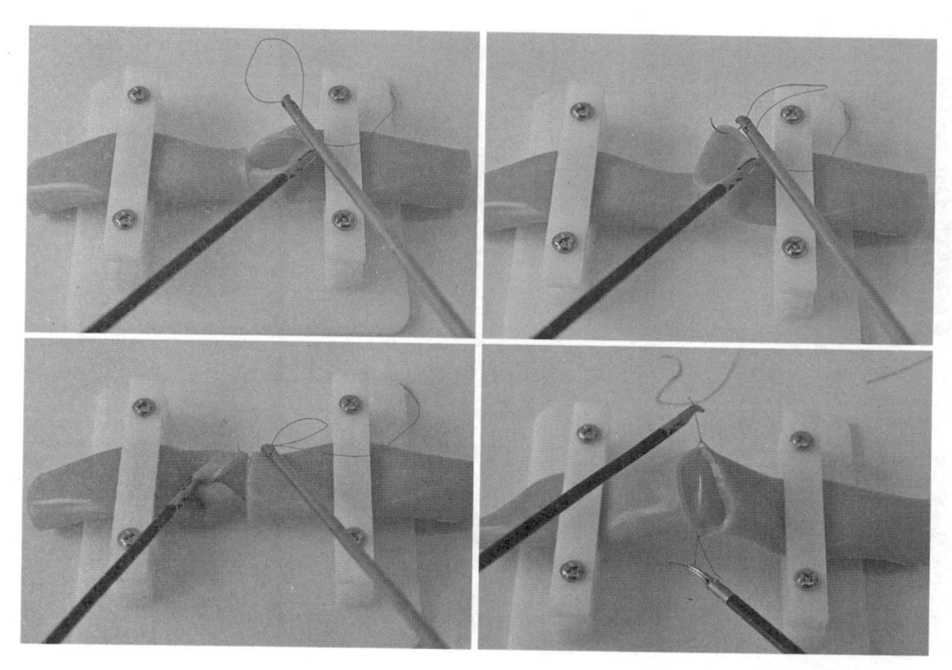

图 4-1-2　缝合两针牵引线

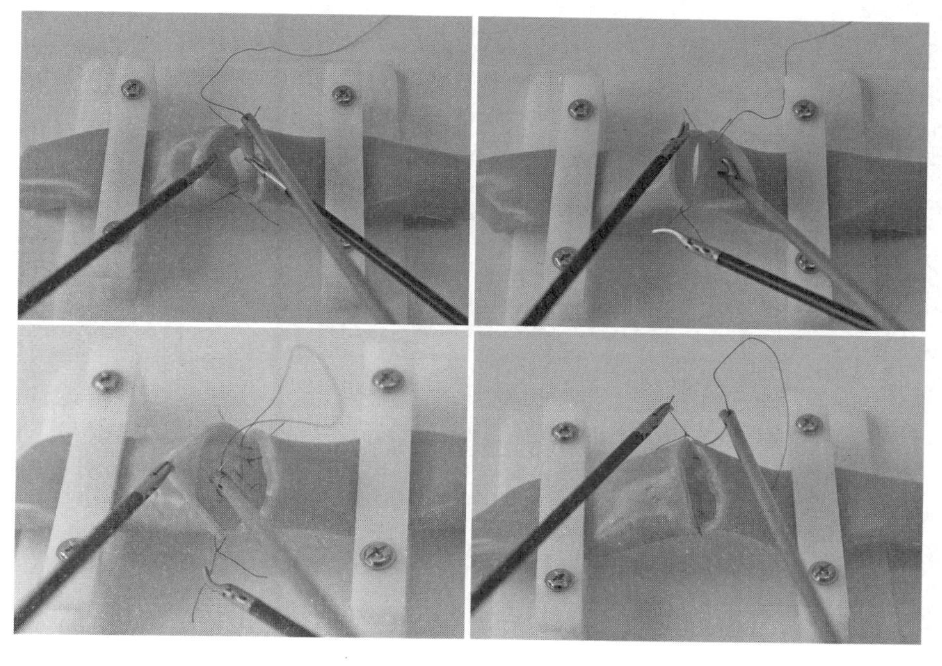

图 4-1-3　缝合后壁全层

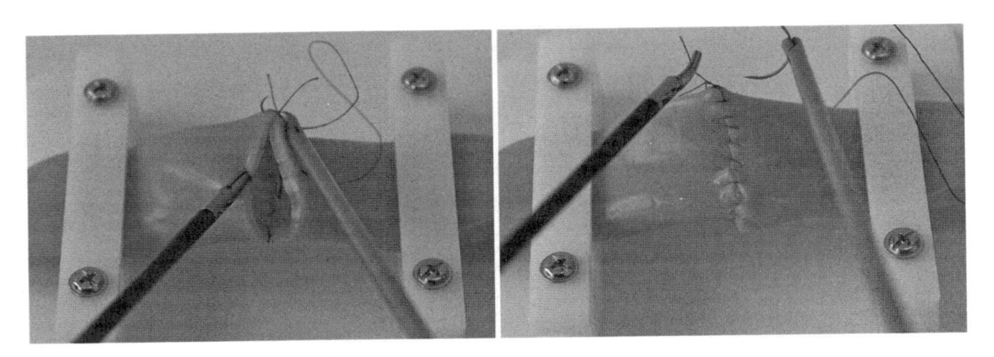

图 4-1-4　缝合前壁全层

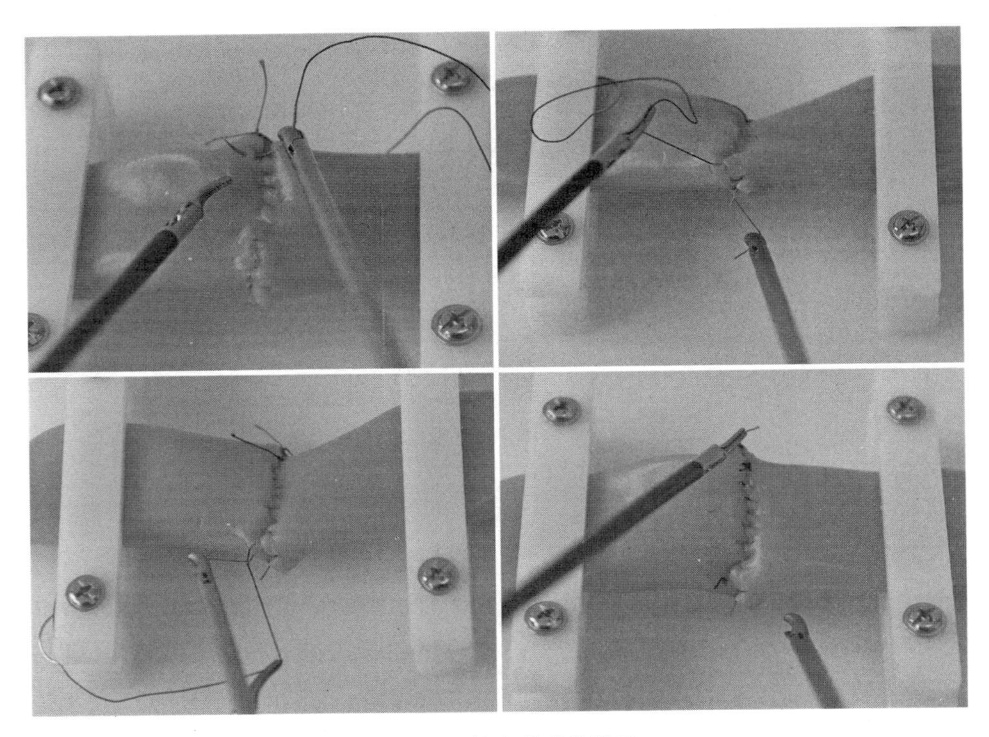

图 4-1-5　缝合前壁浆肌层

（五）评分标准表格

腹腔镜模拟肠-肠吻合术评分标准				
选手编号				
项目(分)	评分细则	满分(分)	得分(分)	备注
缝合顺序(10分)	先连续或间断全层缝合后壁，再内翻缝合前壁，最后浆肌层包埋缝合	10		
缝合规范性(40分)	进出针点距离切缘边距小于0.5 cm，每超出一次扣2分	10		
	针距介于0.5～1.0 cm，每超出一次扣2分	10		
	外科结+2个加固结，每少一个扣2分	10		
	线尾长度0.2～0.5 cm，违反标准每个线尾扣5分	10		
吻合口缝合安全性(40分)	出针时顺弧度拔针，注意保护组织，每违反一次扣2分	10		
	缝合打结张力合适，出现组织切割每处扣2分	10		
	创面对合整齐	10		
	吻合口无狭窄、无渗出得满分，若有渗出不得分	10		
腔镜空间感(10分)	器械准确指向操作目标，双手协调性强	10		
总分		100		
完成时间	要求40分钟内完成			
裁判签名				

二、腹腔镜模拟胆总管切开+T管引流术

（一）练习目的

① 掌握腔镜下定位、剪切、分离、抓持、间断缝合等基本技能。

② 培养腔镜的空间感以及团队协作能力。

③ 综合运用腔镜下抓持、传递、剪切及缝合技能，提高腔镜下胆总管切开+T管引流手术技巧。

（二）物品准备

腔镜模拟训练器1台，鸭肠模拟胆总管模型1个，可固定模块的托盘1个，持针器1把，分离钳2把，分离剪1把，抓钳1把，普通线剪1把，3-0可吸收缝线若干(20 cm)，14号T管1根，计时器1个(图4-1-6)。

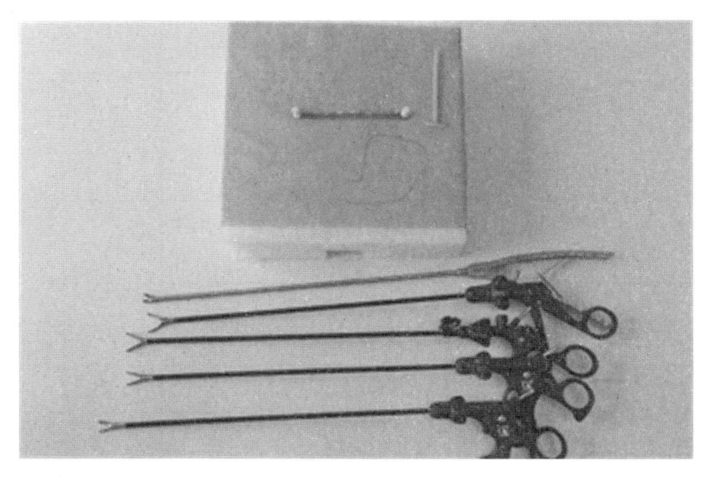

图4-1-6 腹腔镜模拟胆总管切开+T管引流术物品准备

（三）操作方法

① 鸭肠模拟胆总管模型：取15～20 cm长度鸭肠一段，用注射器将其冲洗干净，将鸭肠两端绷紧固定于托盘上，模拟胆总管。

② 修剪 T 管，根据鸭肠的粗细修剪出大小合适的 T 管，T 管两端长度分别在 1.0 cm 至 1.5 cm 左右。

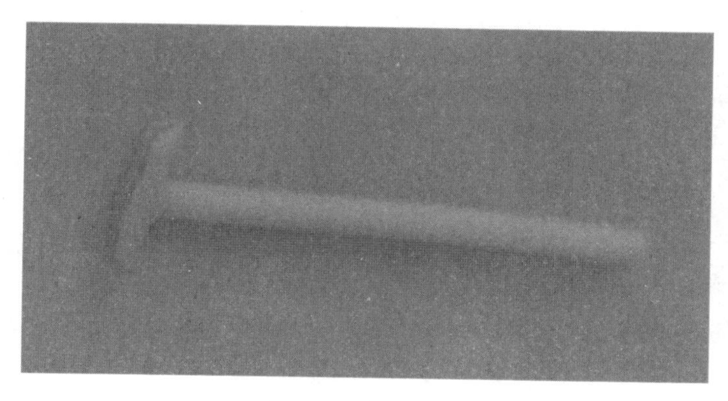

图 4-1-7　修剪 T 管

③ 左手持分离钳，右手持腔镜分离剪，助手可持分离钳或抓钳协助固定胆总管，纵行切开胆总管长约 1 cm，将已修剪好的 T 管两端置入胆总管内，注意不要撕裂胆总管，助手可持分离钳协助固定 T 管。

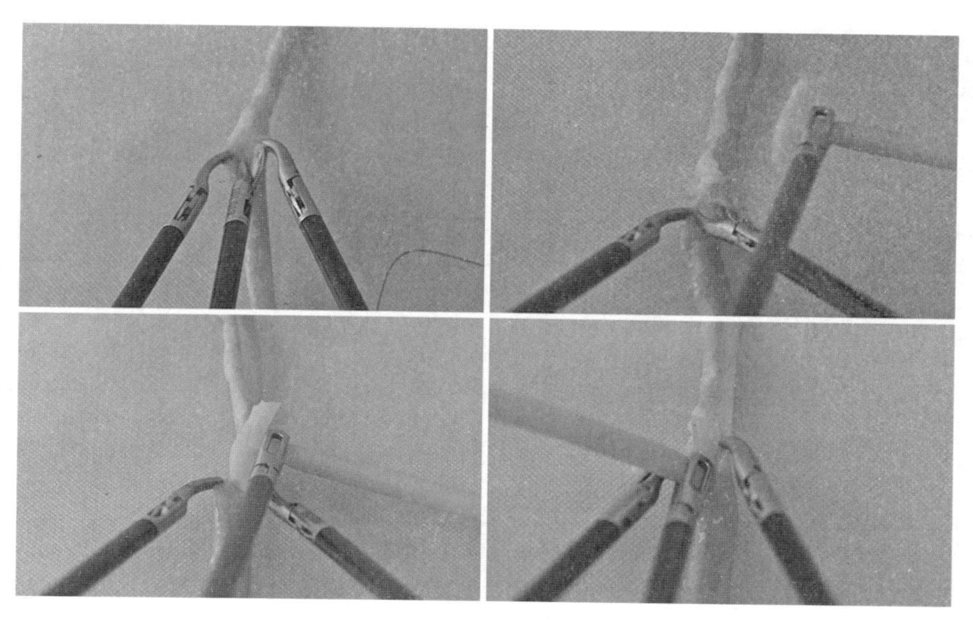

图 4-1-8　纵行切开胆总管，放入 T 管

④ 带线圆针缝线长度留 12～15 cm，置入模拟器中，将右手器械更换为持针

器，在T管上端距离切缘0.2～0.4 cm处进针，选用全层间断缝合，针距0.3 cm之内，至少缝合2针，第一个结为外科结，再打两个加固结，最后分离剪剪去线尾，线尾长度留0.2～0.5 cm。同样的方法缝合T管下端，关闭胆总管。

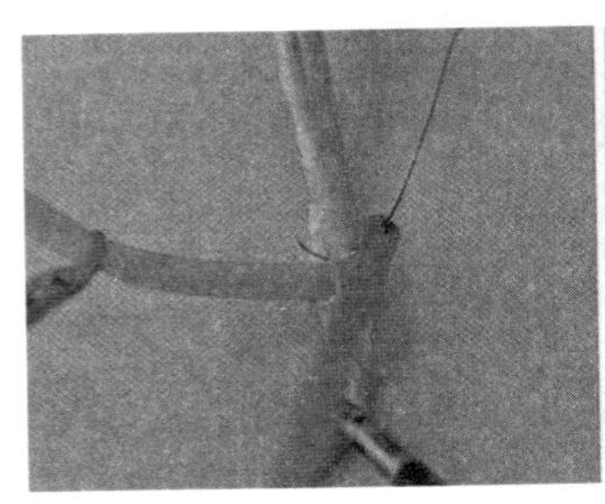
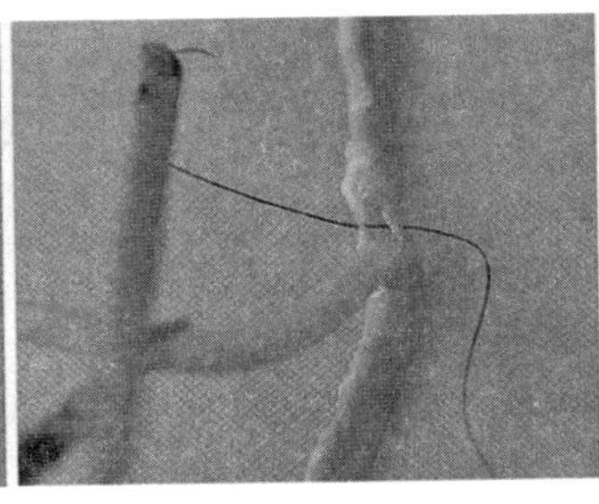
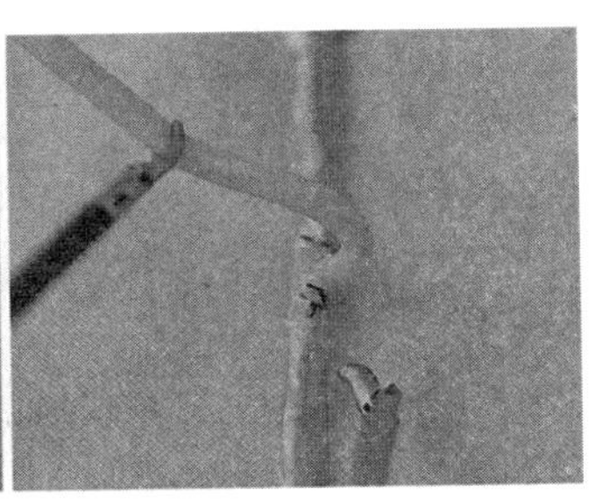

图4-1-9 缝合关闭胆总管

⑤ 将鸭肠两端封闭，通过T管缓慢注入生理盐水，观察有无明显渗出。

(四) 考核方法

器械进入模拟器开始计时，操作完成、器械拔出结束计时，记录完成总时间，要求在20分钟内完成。再将标本从模拟器中取出，按照评分标准，分别从切口规范性、T管引流可靠性、团队配合和腔镜空间感等方面进行评价，得出综合成绩。

(五) 评分标准

腹腔镜模拟胆总管切开+T管引流术评分标准				
选手编号				
项目(分)	评分细则	满分(分)	得分(分)	备注
切口规范性(20分)	胆总管切口长度介于5～10 mm范围，超出每毫米扣2分	10		
	切口边缘规整，每个锯齿状豁口扣2分	10		
T管引流可靠性(50分)	进出针点距离切缘边距介于2～4 mm范围，每超出一次扣2分	10		
	针距大小均匀一致，每个针距超过3 mm扣5分	5		

续表

项目(分)	评分细则	满分(分)	得分(分)	备注
T管引流可靠性(50分)	外科结+2个加固结,每少一个扣2分	5		
	线尾长度2～5 mm,违反标准每个线尾扣2分	5		
	缝合伤口平整,没有扭转或外翻	5		
	缝合张力合适,每出现一处组织切割扣5分	10		
	T管引流后封闭鸭肠两次缓慢注射,无明显渗出得满分,如有渗出不得分	10		
团队配合(10分)	团队分工明确,配合默契	10		
腔镜空间感(10分)	器械准确指向操作目标,双手协调性强	10		
总分		100		
完成时间	要求20分钟内完成			
裁判签名				

第二节　泌尿外科高阶技能教程

一、腹腔镜模拟肾部分切除术

(一) 练习目的

① 掌握腔镜下精确剪切、8字缝合等基本技能。

② 培养腔镜的空间感以及团队协作能力。

③ 综合运用腔镜下抓持、传递、剪切及缝合技能，提高腔镜下肾部分切除术手术技巧。

（二）物品准备

腔镜模拟训练器1台，猪肾脏标本1个，托盘（可固定猪肾标本）1个，带圆针缝线若干，持针器1把，分离钳1把，分离剪1把，计时器1个（图4-2-1）。

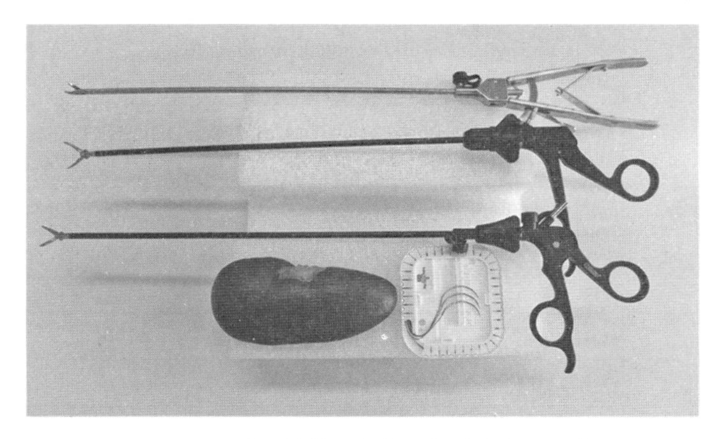

图4-2-1 腹腔镜模拟肾部分切除术物品准备

（三）操作方法

① 猪肾标本的处理：可使用电刀或记号笔在猪肾标本上画出一直径约为2 cm的圆形轮廓。

② 左手持分离钳，右手持分离剪，沿肾脏标记线处剪开，深度不少于1 cm，完整切除标记处部分肾脏组织，注意保持切除组织的完整性（图4-2-2）。

③ 带线圆针缝线长度留15～20 cm，置入模拟器中，将右手器械更换为持针器，在距离切缘0.5～1.0 cm处进针，8字缝合创面，针距大小均匀一致，出针后顺弧度拔针，注意保护组织、避免肾脏撕裂，打结时两手均匀用力，助手可使用分离钳帮助固定线结，第一个结为外科结，再打两个加固结，最后分离剪剪去线尾，线尾长度留0.2～0.5 cm。

④ 通过2～3个8字缝合后，使得肾脏创面关闭平整（图4-2-3）。

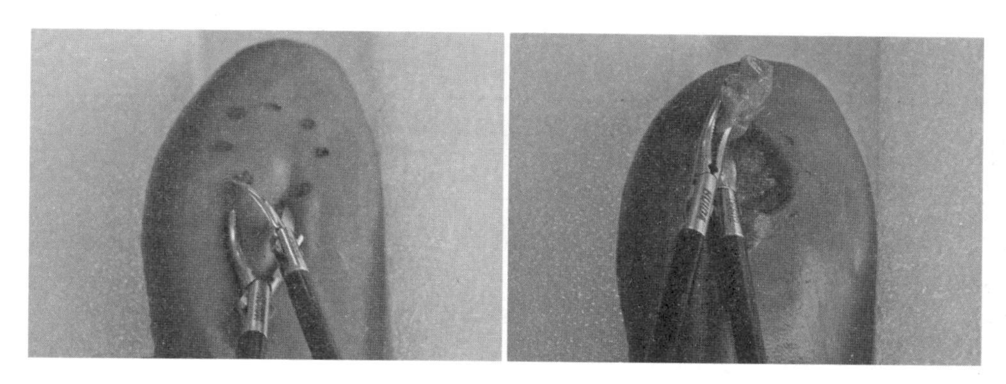

图 4-2-2　完整切除标记处部分肾脏组织(深度不少于 1 cm)

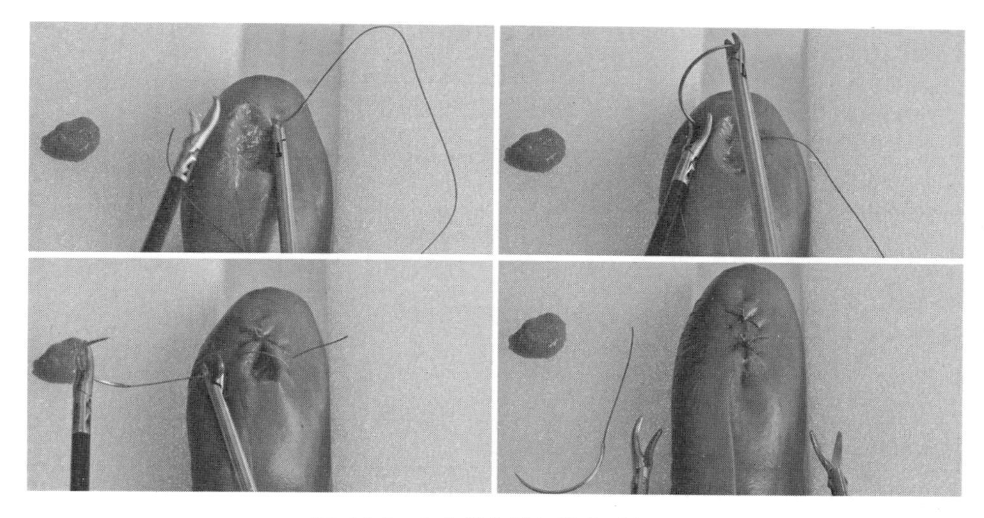

图 4-2-3　8 字缝合关闭肾实质创面

(四) 考核方法

器械进入模拟器开始计时,操作完成、器械拔出结束计时,记录完成总时间,要求在 30 分钟内完成。再将标本从模拟器中取出,按照评分标准,分别从肾肿瘤剜除的完整性、创面缝合规范性和安全性、组织保护、团队配合和腔镜空间感等方面进行评价,得出综合成绩。

（五）评分标准表格

腹腔镜模拟肾部分切除术评分标准				
选手编号				
项目(分)	评分细则	满分(分)	得分(分)	备注
肾肿瘤剜除完整性(10分)	沿标记区域内肾脏组织完整切除，且深度不少于1 cm	10		
创面缝合规范性(40分)	进出针点距离切缘边距介于0.5～1.0 cm，每超出一次扣2分	10		
	8字缝合针距大小均匀一致，介于0.5～1.0 cm，每超出一次扣2分	10		
	外科结+2个加固结，每少一个扣3分	10		
	线尾长度0.2～0.5 cm，违反标准每个线尾扣5分	10		
创面缝合安全性(30分)	出针时顺弧度拔针，注意保护组织，每违反一次扣2分	10		
	缝合打结张力合适，出现组织切割每处扣2分	10		
	创面对合整齐	10		
团队配合(10分)	团队分工明确，配合默契	10		
腔镜空间感(10分)	器械准确指向操作目标，双手协调性强	10		
总分		100		
完成时间	要求30分钟内完成			
裁判签名				

二、腹腔镜模拟输尿管切开取石术

（一）练习目的

① 掌握腔镜下定位、剪切、分离、抓持、间断缝合等基本技能。

② 培养腔镜的空间感以及团队协作能力。

③ 综合运用腔镜下抓持、传递、剪切及缝合技能，提高腔镜下输尿管切开取石手术技巧。

（二）物品准备

腔镜模拟训练器 1 台，模拟输尿管（含结石）模型 1 个，泡沫垫 1 块，带针缝线若干，普通持针器 1 把，5F 输尿管导管（15 cm）1 段，分离钳 1 把，分离剪 1 把，抓钳 1 把，计时器 1 个（图 4-2-4）。

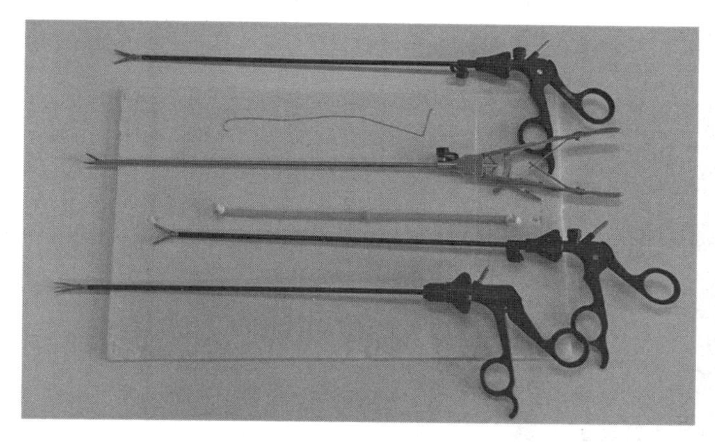

图 4-2-4　腹腔镜模拟输尿管切开取石术物品准备

（三）操作方法

① 模拟输尿管（含结石）模型：取 20～30 cm 长壁薄、质软的乳胶管一段，塞入黄豆一枚，模拟输尿管结石，将乳胶管两端绷紧固定于泡沫垫上。

② 左手持分离钳，右手持分离剪或切开刀，如有助手，可持分离钳或抓钳协助固定结石处输尿管，依照输尿管切开取石手术标准流程，在结石处纵行切开输尿管长约 1 cm，右手更换抓钳，将结石从输尿管内挤出，完整取出结石置于一边（图 4-2-5）。

③ 置入输尿管导管（代替双 J 管）：自输尿管切口向下方向，置入输尿管导管，达到合适长度后，将另一端轻柔置入切口上方输尿管，注意保护切口，调整输尿管导管至 10 cm 刻度线显露于切口处（图 4-2-6）。

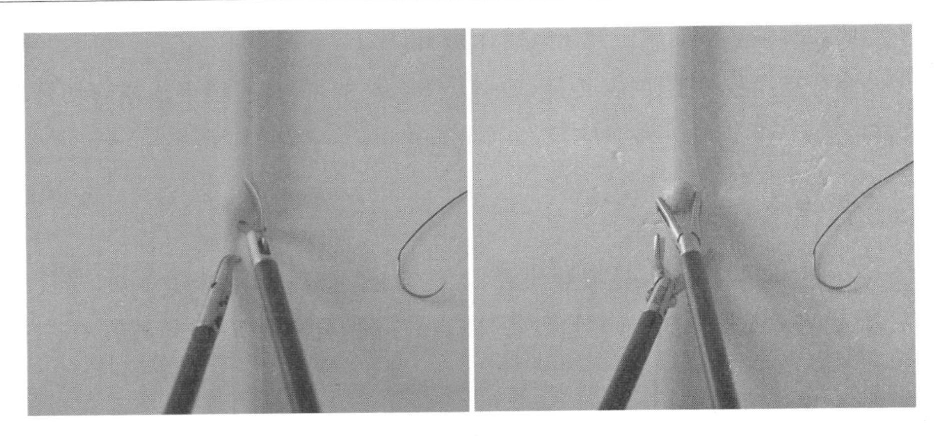

图 4-2-5　剪开输尿管并取出结石

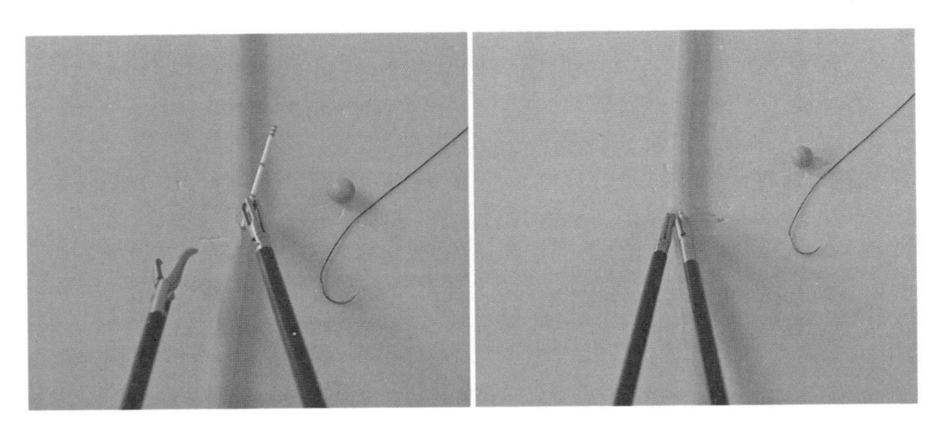

图 4-2-6　置入输尿管导管

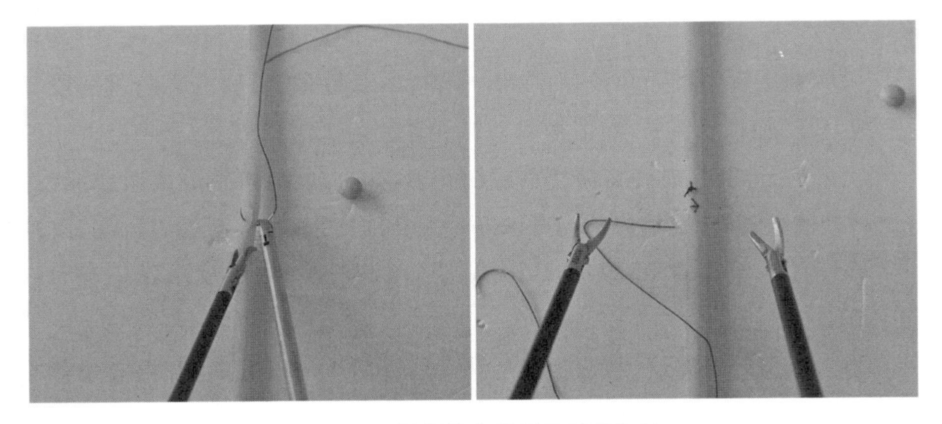

图 4-2-7　间断缝合关闭输尿管伤口

④ 带线圆针缝线长度留 12～15 cm，置入模拟器中，将右手器械更换为持针器，在距离切缘 0.2～0.4 cm 处进针，选用全层间断缝合，针距 0.3 cm 之内，至少缝合 2 针，第一个结为外科结，再打两个加固结，最后用分离剪剪去线尾，线尾长度留 0.2～0.5 cm。关闭输尿管伤口（图 4-2-7）。

（四）考核方法

器械进入模拟器开始计时，操作完成、器械拔出结束计时，记录完成总时间，要求在 20 分钟内完成。再将标本从模拟器中取出，按照评分标准，分别从切口规范性、伤口关闭规范性、组织保护、团队配合和腔镜空间感等方面进行评价，得出综合成绩。

（五）评分标准

腹腔镜模拟输尿管切开取石术评分标准

选手编号				
项目（分）	评分细则	满分（分）	得分（分）	备注
切口规范性（20 分）	输尿管切口长度介于 5～10 mm 范围，超出每毫米扣 2 分	10		
	切口边缘规整，每个锯齿状豁口扣 2 分	10		
输尿管导管置入（10 分）	输尿管导管置入成功，并调整至合适位置	10		
伤口关闭规范性（50 分）	进出针点距离切缘边距介于 2～4 mm 范围，每超出一次扣 2 分	10		
	针距大小均匀一致，每个针距超过 3 mm 扣 5 分	10		
	外科结 + 2 个加固结，每少一个扣 2 分	5		
	线尾长度 2～5 mm，违反标准每个线尾扣 2 分	5		
	缝合伤口平整，没有扭转或外翻	10		
	缝合张力合适，每出现 1 处组织切割扣 5 分	10		

续表

项目(分)	评分细则	满分(分)	得分(分)	备注
组织保护(10分)	组织保护意识强,拉线时注意保护组织	10		
腔镜空间感(10分)	器械准确指向操作目标,双手协调性强	10		
总分		100		
完成时间	要求20分钟内完成			
裁判签名				

第三节 妇产科高阶技能教程

一、腹腔镜模拟子宫肌瘤切除术

(一)练习目的

① 模拟子宫肌瘤切除术,进行腹腔镜下切开、分离、缝合、打结等技能的练习,同时培养无瘤旋切的意识。

② 培养腹腔镜的空间感以及团队协作能力。

③ 综合运用腹腔镜下抓持、传递、缝合技能,提高腹腔镜下子宫肌瘤切除术手术技巧。

(二)物品准备

腹腔镜模拟训练器1台,子宫肌瘤(肌壁间子宫肌瘤,肌层内瘤体约2 cm大小)切除模块1个,持针器1把,分离钳2把,分离剪1把,腔镜注射器1个,标本保护套 1 个，带针缝线若干，计时器 1 个(图 4-3-1)。

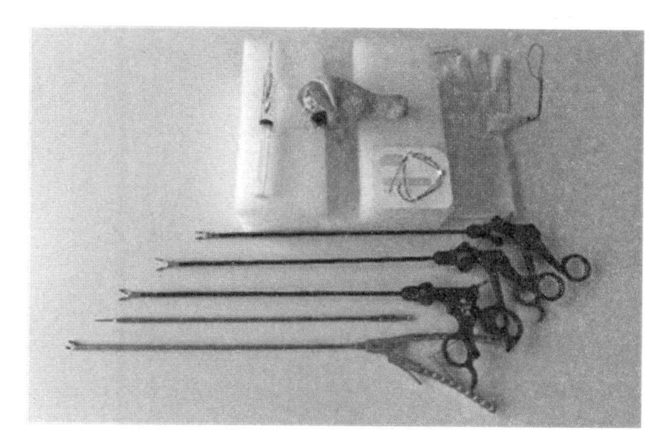

图 4-3-1　腹腔镜模拟子宫肌瘤切除术物品准备

（三）操作方法

① 经腔镜注射器往子宫肌瘤切除模块内瘤体周围肌层注射稀释垂体，分离剪于瘤体最凸出处切开肌瘤表面包膜暴露瘤体(图 4-3-2)。

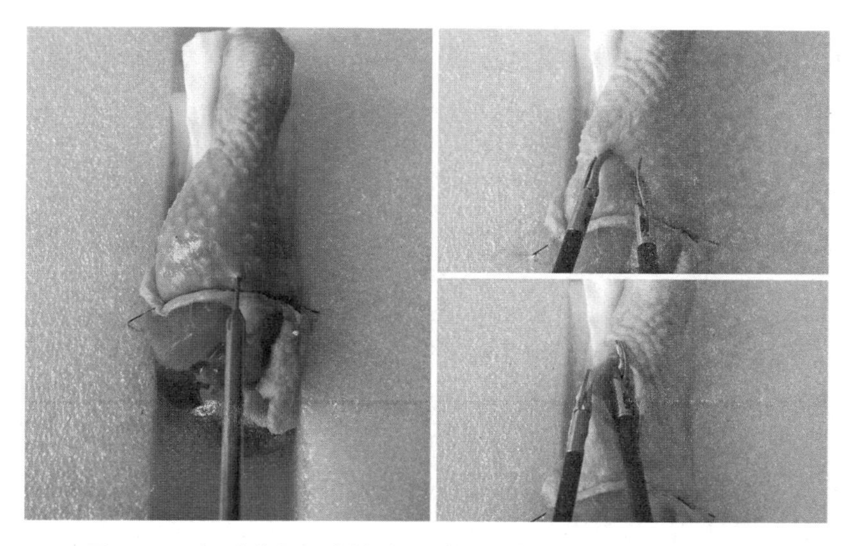

图 4-3-2　左：瘤体周围注射稀释垂体；右：剪开瘤体包膜、暴露瘤体

② 分离钳夹持切口一侧瘤体包膜，右手持钳分离瘤体和包膜界限，完整切除肌瘤模块中的“肌瘤”组织，过程中需保持瘤体的完整性，防止瘤体破裂(图 4-3-3)。

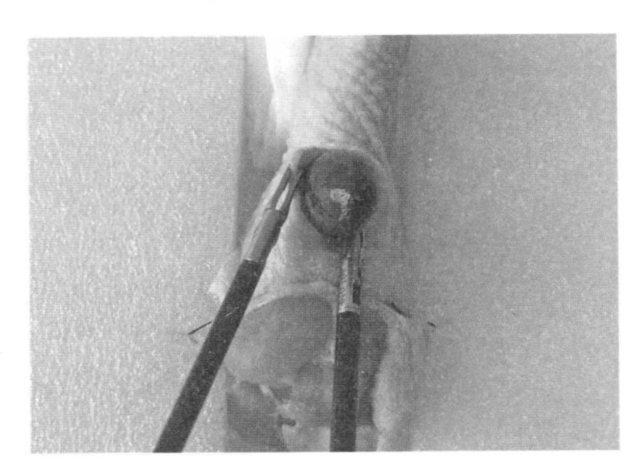

图 4-3-3 完整剥离瘤体

③ 带线圆针缝线长度留 20 cm 左右，置入模拟器中，左手持分离钳，右手使用持针器。分层缝合，在肌层切口两侧 0.5～1.0 cm 处进出针，连续缝合肌层，针距大小均匀一致，出针后顺弧度拔针，注意保护周围组织，缝合深度需到达切口深处底部，保证不留死腔。打结时两手均匀用力，第一个结为外科结，再打两个加固结，最后助手或术者用分离剪剪去线尾，线尾长度留约 0.5 cm。在距离切缘 0.5～1.0 cm 处进针，连续缝合浆膜层创面（图 4-3-4）。

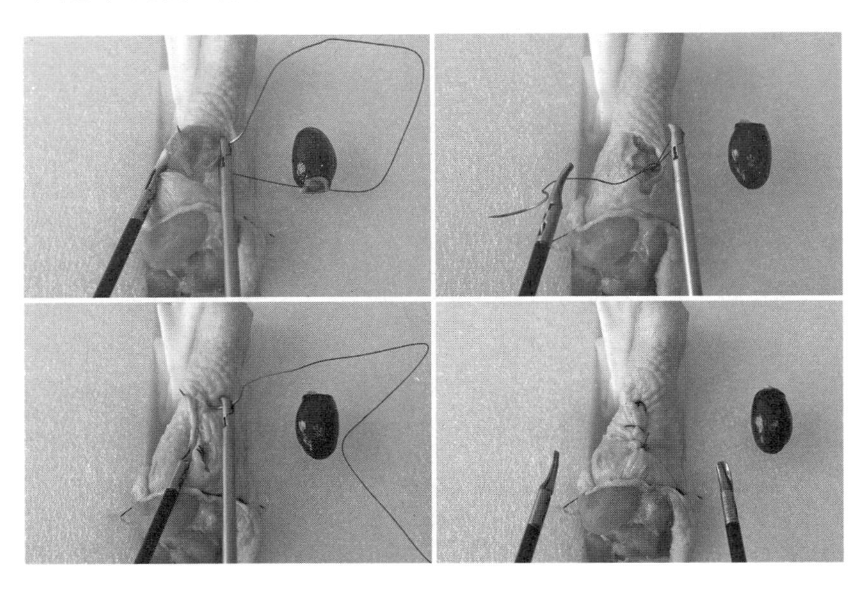

图 4-3-4 分层缝合子宫肌层和浆膜层

④ 遵循无瘤原则，将瘤体放入标本保护袋，模拟在此空间内旋切粉碎后再将瘤体取出(图 4-3-5)。

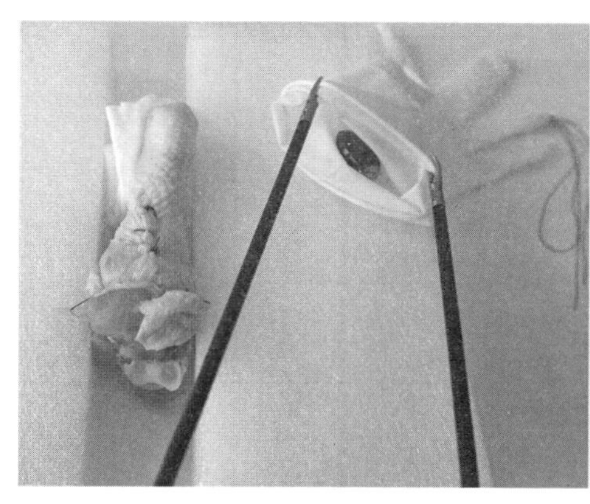
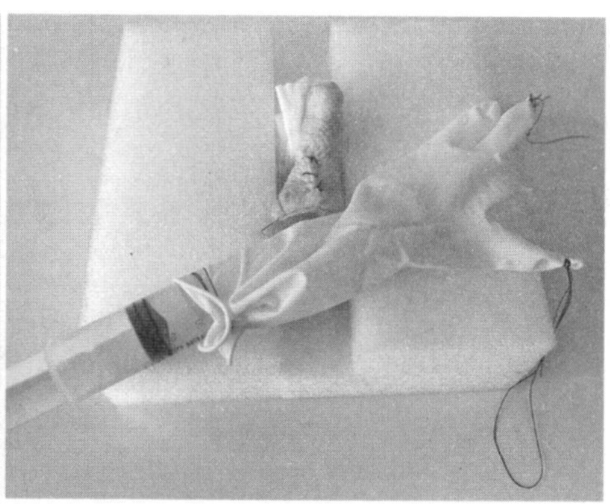

图 4-3-5　将肌瘤瘤体放置入标本保护套内旋切取出

(四) 考核方法

器械进入模拟器开始计时，操作完成、器械拔出结束计时，记录完成总时间，要求在 40 分钟内完成(无需旋切瘤体，以缝合完成为操作结束，要求在 20 分钟之内完成，再将标本从模拟器中取出)。按照评分标准，分别从腔镜空间感、定位、完整切除瘤体、创面缝合规范性和安全性、周围组织保护、无瘤原则、团队配合等方面进行评价，得出综合成绩。

(五) 评分标准表格

腹腔镜模拟子宫肌瘤切除术(有标本取出过程)

选手编号				
项目(分)	评分细则	满分(分)	得分(分)	备注
定位和腔镜空间感(5 分)	所有器械准确指向操作目标，双手协调性强	5		
完整切除瘤体(5 分)	肌瘤瘤体和肌层界限分离清楚，完整剥除瘤体，瘤体破裂不完整扣 3 分	5		

续表

项目(分)	评分细则	满分(分)	得分(分)	备注
肌层创面缝合规范性(40分)	分层缝合,夹针,调整针的方向,缝合时进出针位置正确,介于0.5~1.0 cm,否则扣2分	8		
	垂直进针,按照缝针弧度转动手腕等缝合方式	8		
	连续缝合针距大小均匀一致,介于0.5~1.0 cm,每超出一次扣2分	8		
	外科结+2个加固结,每少一个扣3分	8		
	线尾长度约0.5 cm,违反标准扣2分	8		
缝合安全性(30分)	每针缝合不留死腔,若未缝合至创面最深处扣5分,创面对合整齐	10		
	缝合拉线,打结张力合适,拉线太松无法压迫周围肌层止血,每处扣3分,拉线太紧切割正常肌层,每处扣2分	10		
	出针时顺弧度拔针,注意保护组织,针尖触碰周围组织等操作一次扣3分	10		
标本取出(10分)	将标本放置入标本保护套,并形成密闭空间,旋切成条状取出	8		
	取出标本后检查标本保护套完整无破损	2		
	若未放入保护套中直接旋切标本,直接扣除该项10分			
团队配合(10分)	团队分工明确,配合默契	10		
总分		100		
完成时间	要求40分钟内完成,超时扣除相应分数			
裁判签名				

二、腹腔镜模拟卵巢囊肿剥除术

（一）练习目的

① 模拟腹腔镜卵巢囊肿剥除术，进行腹腔镜下剥离、缝合、打结、标本取出等技能的练习。

② 培养腹腔镜的空间感以及团队协作能力。

③ 综合运用腹腔镜下抓持、传递、缝合、标本取出等技能，提高腹腔镜下卵巢囊肿剥除手术技巧。

（二）物品准备

腹腔镜模拟训练器 1 台，卵巢囊肿剥离模块 1 个，持针器 1 把，分离钳 2 把，分离剪 1 把，带针缝线若干，手套若干，计时器 1 个(图 4-3-6)。

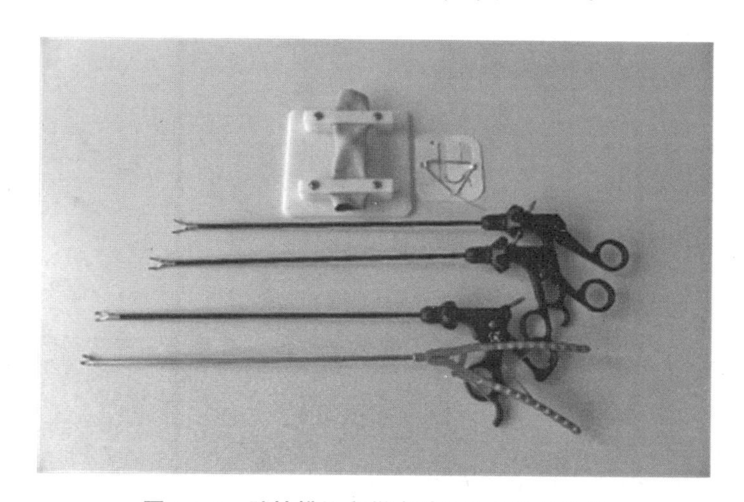

图 4-3-6　腔镜模拟卵巢囊肿剥除术物品准备

（三）操作方法

① 寻找卵巢囊肿，分离剪于卵巢囊肿表面皮质，沿卵巢纵轴方向，轻柔切开卵巢表面并切开包膜层，暴露卵巢囊肿瘤体(图 4-3-7)。

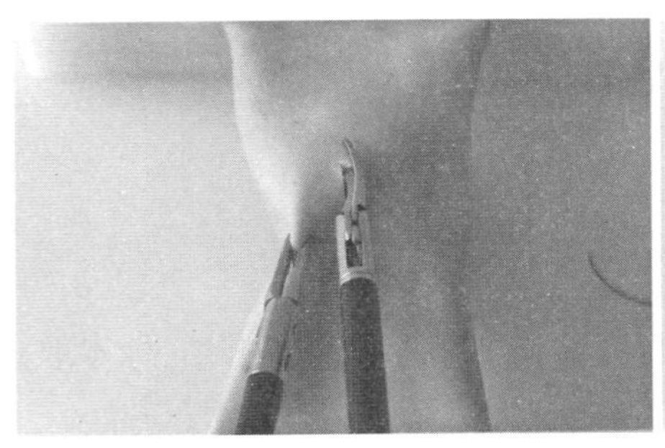
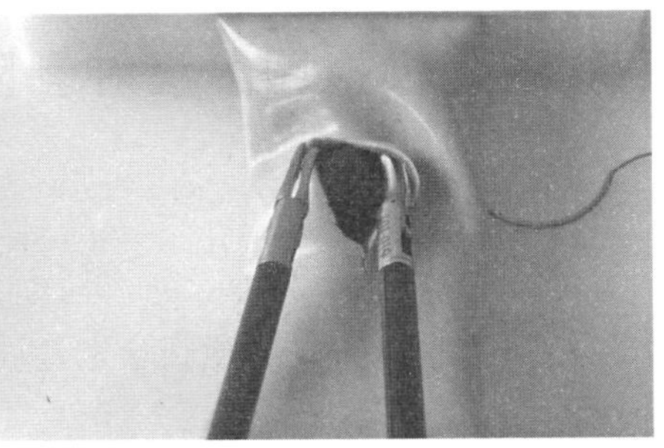

图 4-3-7 剪开卵巢囊肿表面皮质，暴露囊肿

② 分离钳夹持切口上缘皮质，右手持钳分离囊肿和周围组织界限，完整剥离模块中的“卵巢囊肿”组织，过程中需保持囊肿的完整性，防止囊肿破裂。将剥离出的囊肿置于自制标本袋中(图 4-3-8)。

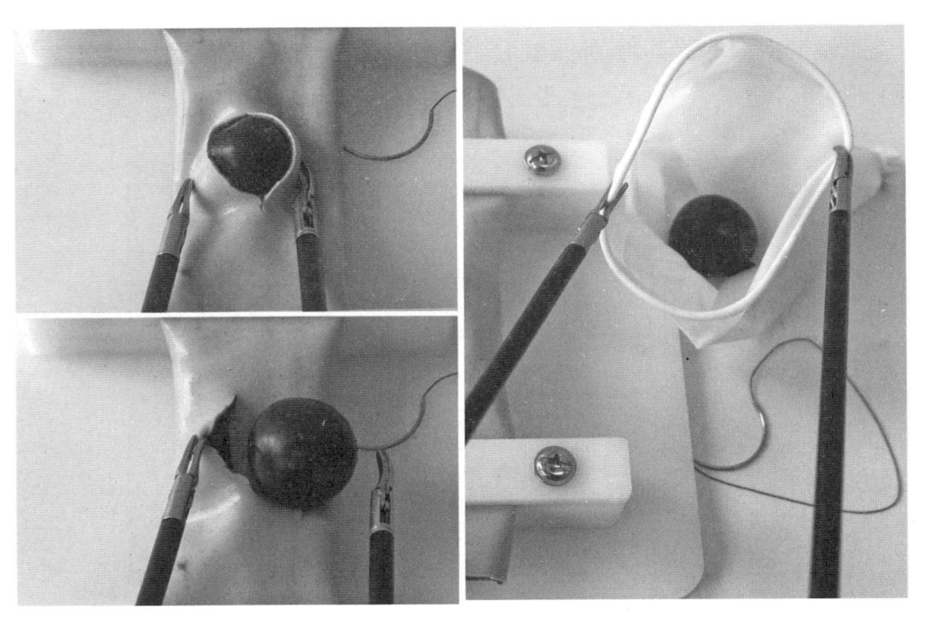

图 4-3-8 剥除囊肿并置入自制标本袋

③ 带线圆针缝线长度留 20 cm 左右，置入模拟器中，左手持分离钳，右手使用持针器。缝合卵巢皮质创面，必要时对吻缝合卵巢髓质内创面。切口两侧 0.3～0.5 cm 处进出针，连续缝合，针距大小均匀一致，出针后顺弧度拔针，注意保护周围组织，打结时两手均匀用力。第一个结为外科结，再打两个加固结，最后用分离

剪剪去线尾，线尾长度留约 0.5 cm。

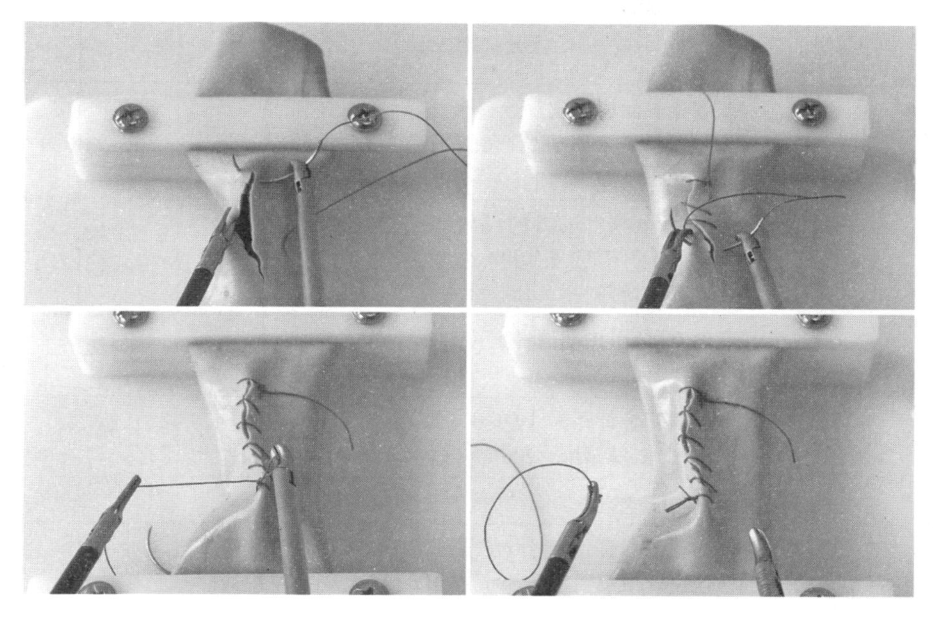

图 4-3-9　缝合卵巢皮质切口

（四）考核方法

器械进入模拟器开始计时，操作完成、器械拔出结束计时，记录完成总时间，要求在 30 分钟内完成。按照评分标准，分别从腹腔镜空间感、定位、完整剥离囊肿、卵巢创面缝合规范性和安全性、周围组织保护、无瘤原则、团队配合等方面进行评价，得出综合成绩。

（五）评分标准表格

腹腔镜模拟卵巢囊肿剥除术				
选手编号				
项目(分)	评分细则	满分（分）	得分（分）	备注
定位和腔镜空间感(5 分)	所有器械准确指向操作目标，双手协调性强	5		

续表

项目(分)	评分细则	满分(分)	得分(分)	备注
完整切除瘤体(5分)	卵巢表面切口位置选择合适、卵巢囊肿和周围包膜分离清楚,完整剥除囊肿,囊肿破裂扣3分	5		
肌层创面缝合规范性(40分)	夹针,调整针的方向,缝合时进出针位置正确,介于卵巢切口边缘内侧0.3~0.5 cm,否则扣2分	8		
	垂直进针,按照缝针弧度转动手腕等缝合方式	8		
	连续缝合针距大小均匀一致,介于0.5~1.0 cm,每超出一次扣2分	8		
	外科结+2个加固结,每少一个扣3分	8		
	卵巢创面连续缝合,皮质对合良好,出现包裹卵巢皮质和生发上皮扣5分	8		
缝合安全性(20分)	每针缝合不留死腔,若未缝合至创面最深处扣5分	10		
	缝合拉线,打结张力合适,拉线太松无法压迫周围组织止血,每处扣3分,拉线太紧影响卵巢血供,切割正常卵巢组织,每处扣2分	10		
	注意保护组织,针尖触碰周围组织等操作一次扣5分	10		
标本取出(10分)	能用手套自制标本袋	8		
	能将标本置入自制标本袋中	2		
	若未将标本放入标本袋中,直接扣除该项10分			
团队配合(10分)	团队分工明确,配合默契	10		
总分		100		
完成时间	要求30分钟内完成,超时扣除相应分数			
裁判签名				

第四节　小儿外科高阶技能教程

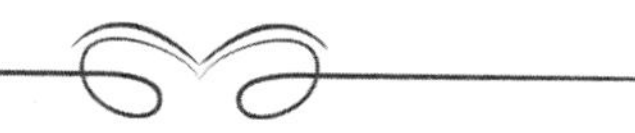

一、腹腔镜模拟肠穿孔修补术

（一）练习目的

① 模拟肠穿孔修补术，进行腹腔镜下缝合、打结技能的练习。

② 培养腔镜的空间感以及团队协作能力。

③ 综合运用腔镜下抓持、传递、缝合技能，提高腔镜下肠修补术手术技巧。

（二）物品准备

腔镜模拟训练器 1 台，模拟肠管 1 条(有长约 1.5 cm 伤口)，吸盘固定夹 2 个，持针器 1 把，抓钳 1 把，分离剪 1 把，分离钳 1 把，带圆针缝线若干，计时器 1 个(图 4-4-1)。

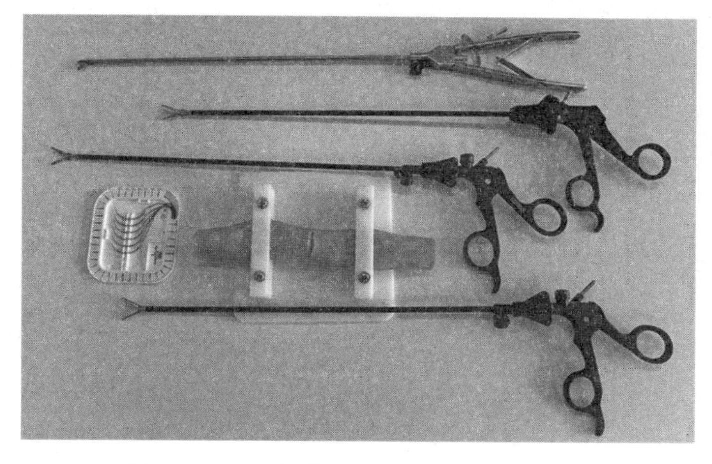

图 4-4-1　腹腔镜模拟肠穿孔修补术物品准备

（三）操作方法

① 模拟肠管的处理：使用分离剪在模拟肠管上做一长约 1.5 cm 的横切口，模拟伤口。

② 带线圆针缝线长度留 12～15 cm，置入模拟器中，左手持抓钳，右手使用持针器。在距离切缘 0.3～0.5 cm 处进针，间断缝合创面 4 针，针距大小均匀一致，出针后顺弧度拔针，注意保护组织，打结时两手均匀用力。助手可使用分离钳帮助固定线结。第一个结为外科结，再打两个加固结，最后分离剪剪去线尾，线尾长度留 0.2～0.3 cm。

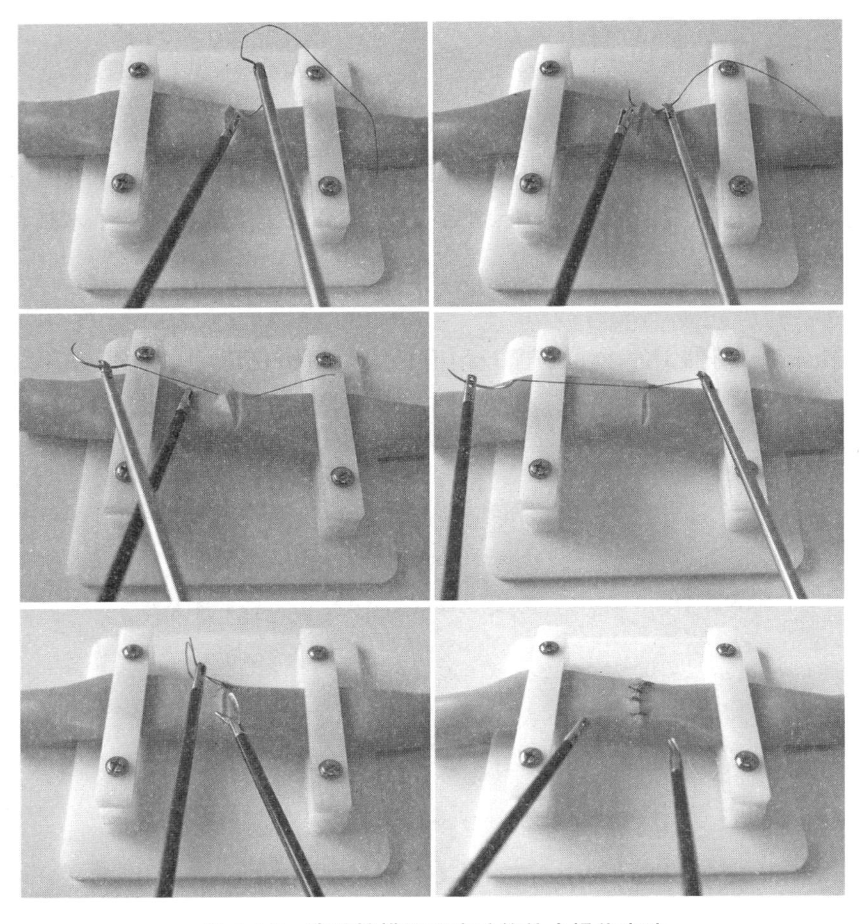

图 4-4-2 腹腔镜模拟肠穿孔修补术操作方法

（四）考核方法

器械进入模拟器开始计时，操作完成、器械拔出结束计时，记录完成总时间，要求在6分钟内完成。再将标本从模拟器中取出，按照评分标准，分别从创面缝合规范性和安全性、组织保护、团队配合和腔镜空间感等方面进行评价，得出综合成绩。

（五）评分标准表格

腹腔镜模拟肠穿孔修补术评分标准				
选手编号				
项目(分)	评分细则	满分(分)	得分(分)	备注
创面缝合规范性(40分)	进出针点距离切缘边距介于0.3～0.5 cm，每超出一次扣2分	10		
	缝合针距大小均匀一致，介于0.3～0.5 cm，每超出一次扣2分	10		
	外科结+2个加固结，每少一个扣3分	10		
	线尾长度0.2～0.3 cm，违反标准每个线尾扣5分	10		
创面缝合安全性(40分)	出针时顺弧度拔针，注意保护组织，每违反一次扣3分	15		
	缝合打结张力合适，出现组织切割每处扣3分	15		
	创面对合整齐	10		
团队配合(10分)	团队分工明确，配合默契	10		
腔镜空间感(10分)	器械准确指向操作目标，双手协调性强	10		
总分		100		
完成时间	要求6分钟内完成			
裁判签名				

二、腹腔镜模拟阑尾切除术

（一）练习目的

① 模拟阑尾切除术（结扎、切断乳胶手套的小指），进行腹腔镜下结扎技能的练习。

② 培养腔镜的空间感以及团队协作能力。

（二）物品准备

腔镜模拟训练器 1 台，注入生理盐水的乳胶手套（套口结扎），托盘 1 个，持针器 1 把，分离钳 1 把，抓钳 1 把，缝线若干，分离剪 1 把（图 4-4-3）。

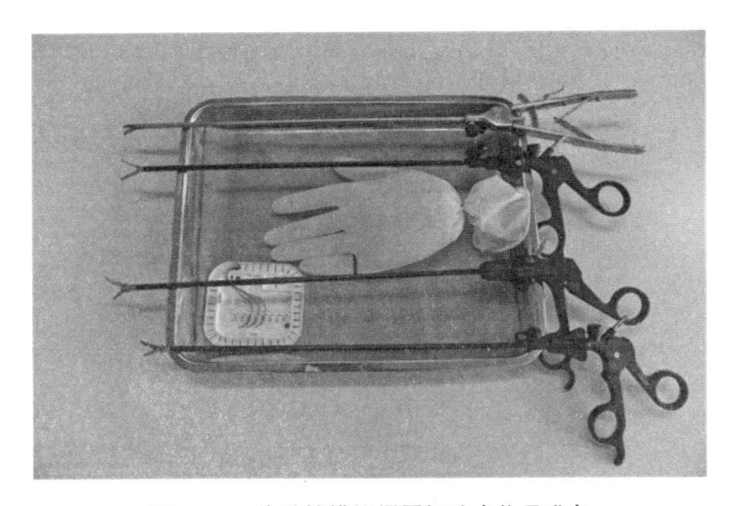

图 4-4-3　腹腔镜模拟阑尾切除术物品准备

（三）操作方法

① 取乳胶手套一支，注入生理盐水约 100 mL。手套口用 10 号线结扎，在手套小指以记号笔做标记，作为预定结扎部位。放置于托盘内备用。

② 左手持分离钳，右手持持针器，寻得手套小指预定结扎部位。助手以抓钳夹持结扎部位（图 4-4-4）。

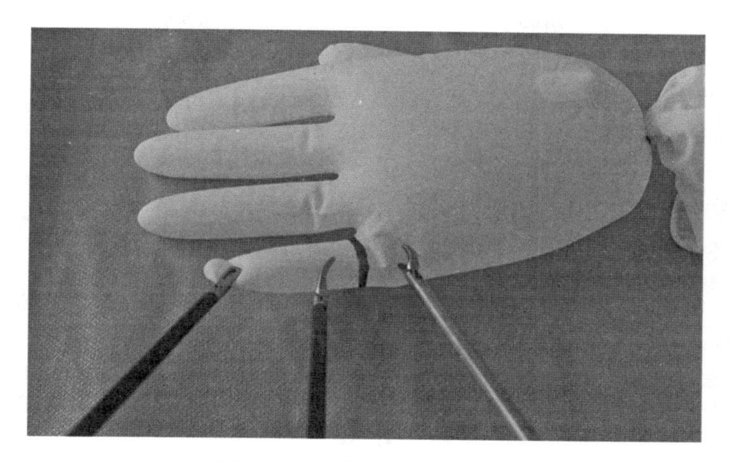

图 4-4-4　寻得预定结扎部位

③ 术者右手持针器，带入长约 8 cm 的缝线，在小指指套预定结扎部位结扎一道，然后在远端结扎一道。每次结扎需完成 3 个结，其中第一个结需要绕线 2 圈，助手可使用分离钳帮助固定线结，后两个结各绕线一圈，剪线后留 0.5～1 cm 长度线尾(图 4-4-5)。

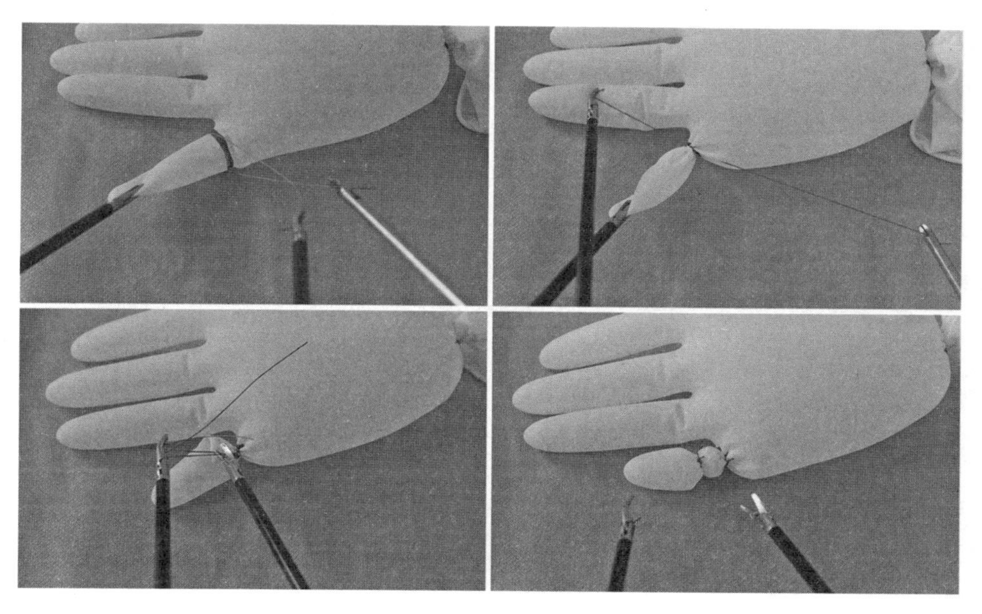

图 4-4-5　标记点处带线结扎

④ 最后在远、近端结扎线之间用分离剪剪断，指套残端留 0.5～1 cm。

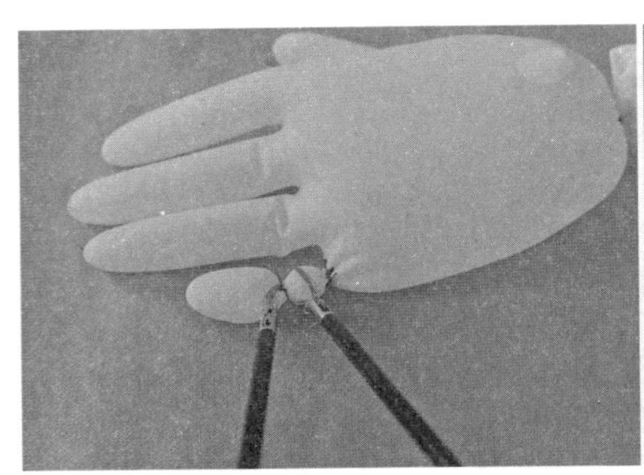
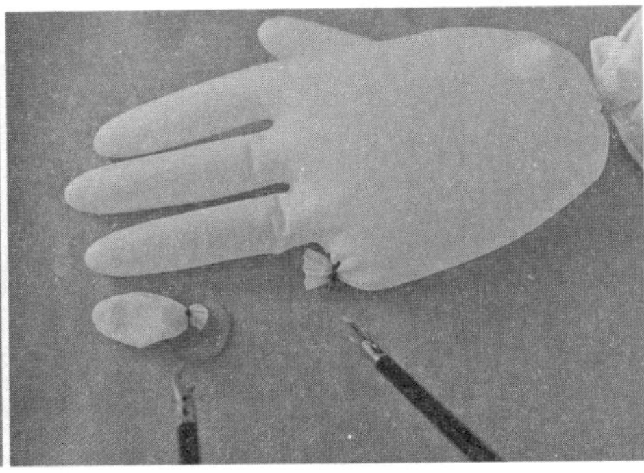

图 4-4-6 结扎线之间剪断指套

（四）考核方法

器械进入模拟器开始计时，操作完成、器械拔出结束计时，记录完成总时间，要求在 6 分钟内完成。再将标本从模拟器中取出，按照评分标准，分别从结扎、缝合规范性和安全性、组织保护、团队配合和腔镜空间感等方面进行评价，得出综合成绩。

（五）评分标准表格

腹腔镜模拟阑尾切除术

选手编号				
项目(分)	评分细则	满分（分）	得分（分）	备注
结扎的规范性（50 分）	结扎位置合适，距离指套根部 0.5～1 cm，位置不合适扣 5 分	10		
	结扎松紧合适，线结松动，每次扣 5 分	15		
	外科结 + 2 个加固结，每少一个扣 5 分	15		
	线尾长度 0.2～0.3 cm，违反标准每个线尾扣 5 分	10		

续表

项目(分)	评分细则	满分(分)	得分(分)	备注
结扎的安全性(30分)	打结张力合适,出现组织切割每处扣3分	15		
	结扎牢靠,剪断指套后大量盐水外流,不得分	15		
团队配合(10分)	团队分工明确,配合默契	10		
腔镜空间感(10分)	器械准确指向操作目标,双手协调性强	10		
总分		100		
完成时间	要求6分钟内完成			
裁判签名				

第五节　胸外科高阶技能教程

一、胸腔镜模拟肺叶切除术

(一) 练习目的

① 掌握腔镜下精确解剖、血管结扎离断等基本技能。

② 培养腔镜的空间感以及腔镜器械操控能力。

③ 综合运用腔镜下抓持、传递、剪切及缝合技能,提高腔镜下肺叶切除术手术技巧。

(二) 物品准备

腔镜模拟训练器1台,猪肺标本1个(双肺+主气管),托盘或托架(用于肺标本放置)1 个,带针缝线(3-0 或 4-0 薇乔线)及普通丝线(7 号)若干,小纱条若干,持针器 1 把,抓钳 1 把,分离剪 1 把,分离钳 1 把,推结器 1 个,计时器 1 个(图 4-5-1)。

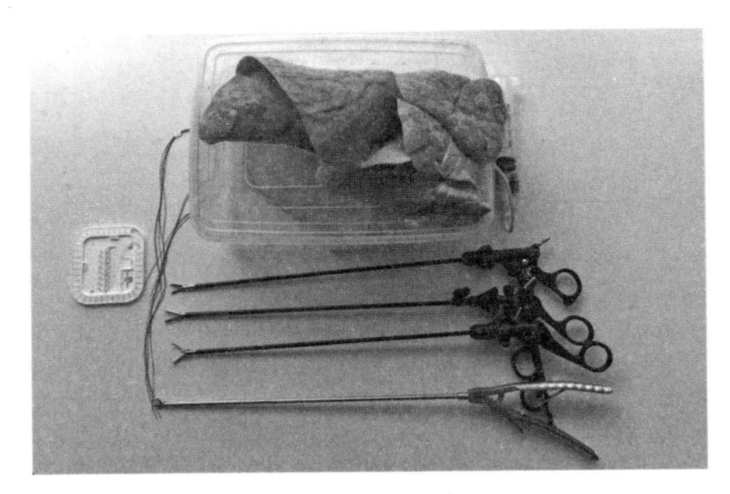

图 4-5-1 胸腔镜模拟肺叶切除术物品准备

猪肺标本准备步骤如下:

第一步,取新鲜猪双肺,血管盥洗充分后闭合心房及肺动脉总干,经肺动脉总干做一小切口置入 10F 导尿管,球囊充气固定后取注射器置入生理盐水或模拟血液,使血管床尽量充盈。

第二步,选择透明塑料储物盒一个,容量在 4～6 L 范围,盖体可分离,将盒盖自侧端向中心剪出一宽 2～3 cm 的 U 型缺口,可使得气管隆突处卡于缺口底部。

(三) 操作方法

① 猪肺标本的处理:将一侧猪肺置入盒内,气管隆突置于盒盖缺口底部,将另一侧拟操作的猪肺平铺于盒盖表面,用于模拟侧卧位时肺脏自然萎陷状态。

② 使用腔镜下抓钳将肺组织向侧方拨开,暴露肺门,左手持分离钳,右手持分离剪,自肺门处解剖肺动脉、静脉及支气管,要求打开肺血管外膜,并裸化血管间隙及支气管间隙,切除多余脂肪组织(图 4-5-2)。

③ 尽可能游离肺血管至远端,裸化血管后近心端予以双丝线结扎后剪断。先处理肺血管再处理支气管,支气管采用分离剪剪断,残端予以带针缝线单纯间断缝合(图 4-5-3～图 4-5-5)。

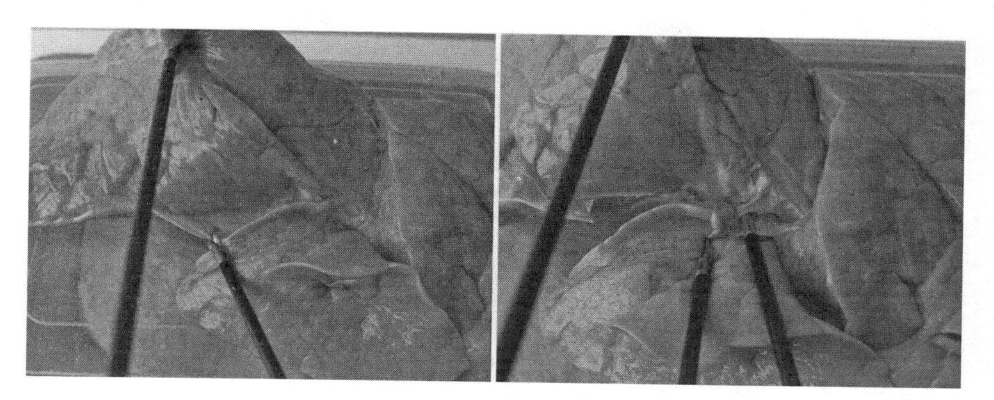

图 4-5-2　牵拉下肺，打开叶间裂；解剖肺门，裸化肺动脉

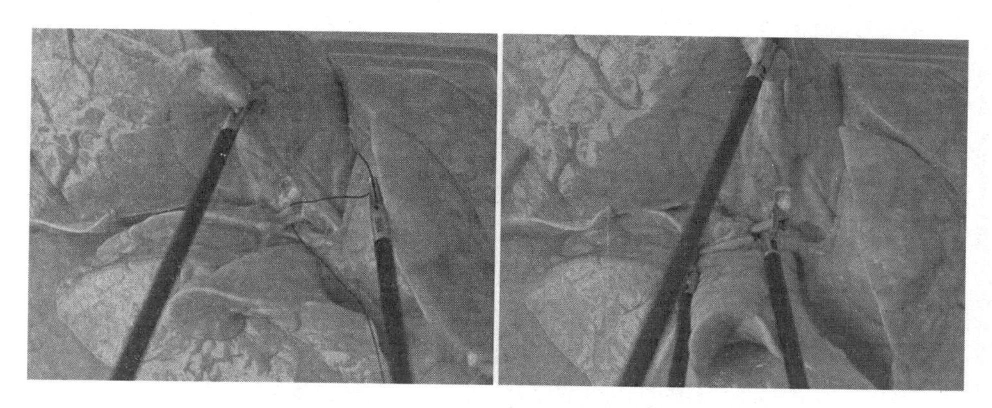

图 4-5-3　结扎并离断肺动脉

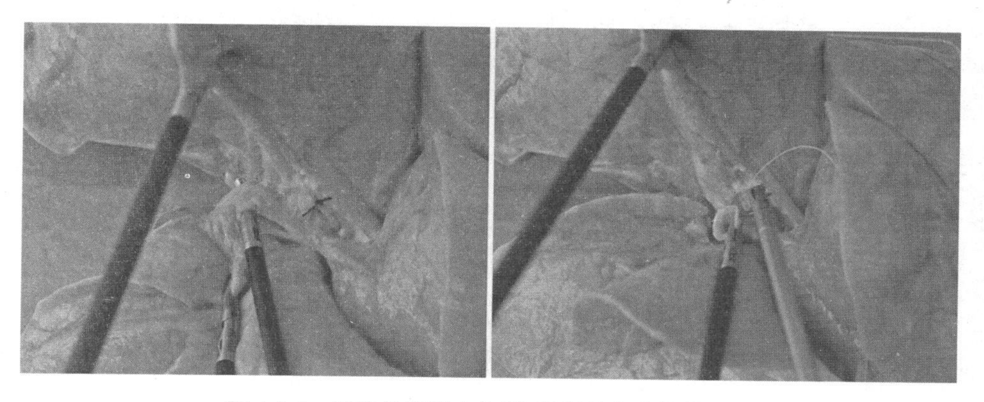

图 4-5-4　镂空并离断支气管，间断缝合支气管残端

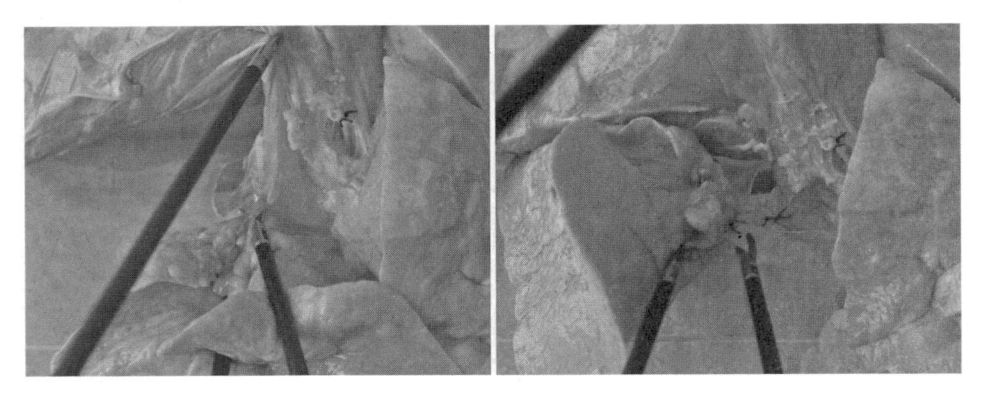

图 4-5-5 结扎并离断肺静脉

④ 锐性游离肺裂至肺叶完全离体，观察气管残端缝合严密程度(图 4-5-6)。

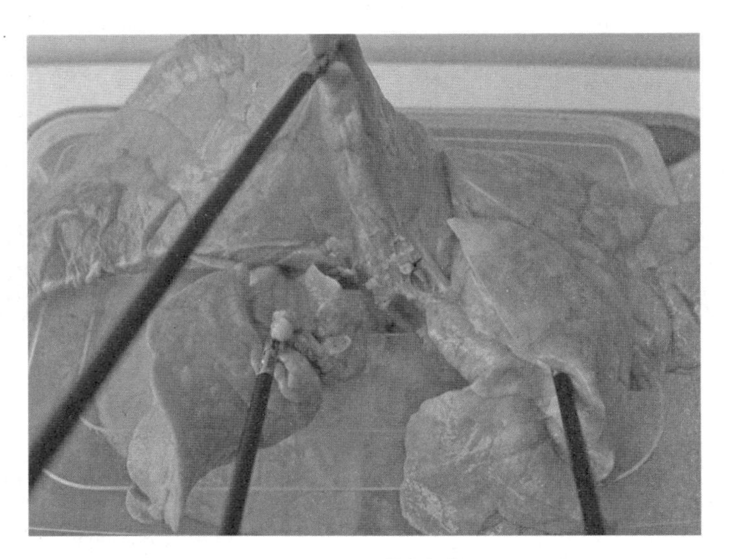

图 4-5-6 肺叶离体

（四）考核方法

器械进入模拟器开始计时，操作完成、器械拔出结束计时，记录完成总时间，要求在 50 分钟内完成。按照评分标准，分别从肺血管及气管的游离、离断，气管缝合和腔镜暴露、团队配合等方面进行评价，得出综合成绩。

（五）评分标准表格

胸腔镜模拟肺叶切除术评分标准				
选手编号				
项目(分)	评分细则	满分(分)	得分(分)	备注
肺血管及气管游离(20分)	血管及气管充分裸化，动作熟练，操作步骤清晰，出现血管或气管破损一次扣10分	20		
肺血管及气管离断(20分)	肺血管结扎或缝扎的牢靠程度	5		
	肺血管近心端离断预留长度至少0.5 cm	5		
	气管切断切缘是否整齐	5		
	离断步骤安全合理	5		
肺裂游离及气管缝合(20分)	沿肺裂走行间隙游离，注意组织保护	10		
	气管断端缝合针距均匀合理，间距不超过0.5 cm，边距0.2～0.4 cm为宜	5		
	缝合打结牢固，切缘闭合严密	5		
腔镜暴露(10分)	肺组织暴露视野清晰，调动少，注重组织保护，出现暴力操作一次扣5分	10		
团队配合(10分)	团队分工明确，配合默契	10		
总分		100		
完成时间	要求50分钟内完成			
裁判签名				

二、胸腔镜模拟气管重建术

（一）练习目的

① 掌握腔镜下定位、剪切、分离、抓持、缝合等基本技能。

② 培养腔镜的空间感以及团队协作能力。

③ 综合运用腔镜下抓持、传递、剪切及缝合技能，提高腔镜下气管重建手术技巧。

（二）物品准备

腔镜模拟训练器1台，猪气管肺标本1个，可固定标本的托盘1个，带双针缝线（3-0 prolene线）若干，小纱条若干，持针器1把，分离钳1把，分离剪1把，抓钳1把，推结器1个，计时器1个（图4-5-7）。

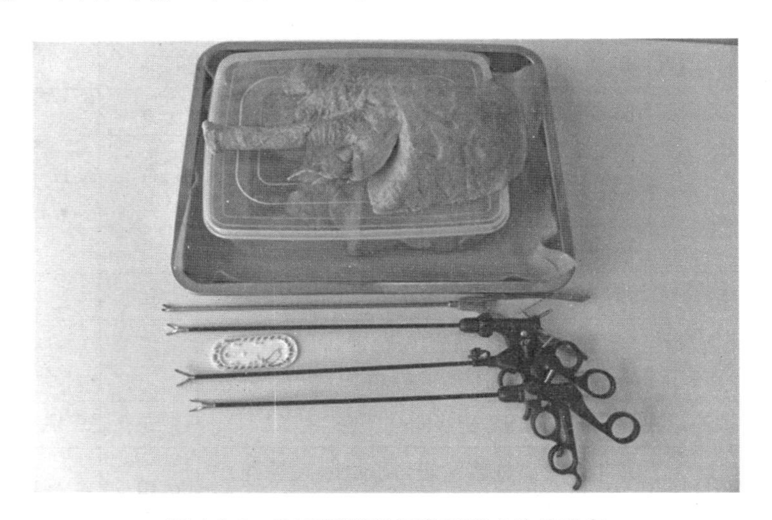

图4-5-7　胸腔镜模拟气管重建术物品准备

猪肺标本准备步骤如下：

第一步，取新鲜猪气管肺标本，左侧肺朝上为宜进行摆放。

第二步，选择透明塑料储物盒一个，容量在4～6 L范围，盖体可分离，将盒盖自侧端向中心剪出一宽2～3 cm U型缺口，可使得气管隆突处卡于缺口底部。

（三）操作方法

① 将猪肺标本主气管置于盒盖U型缺口下缘，气管口侧固定于盒盖边缘，保持主气管位置固定，充分暴露主气管。

② 左手持分离钳固定气管，右手持腔镜下分离剪切开气管壁，沿主气管软骨环完整横断气管（图4-5-8）。

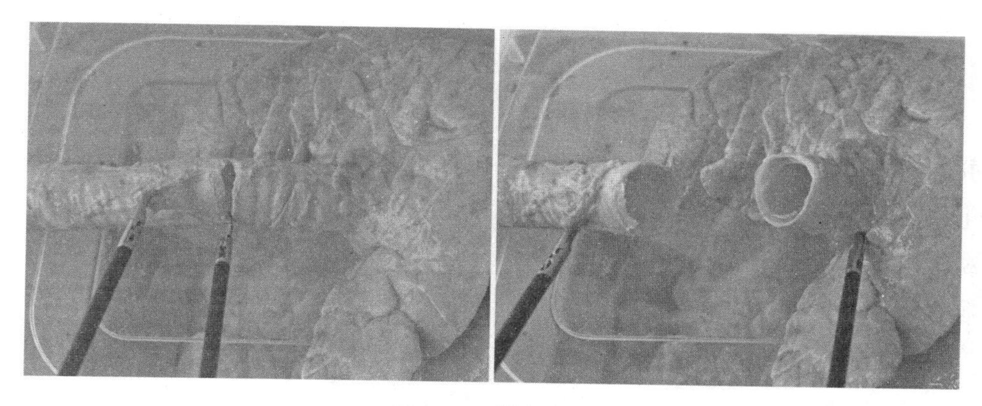

图 4-5-8 横断气管

③ 带线圆针缝线置入模拟器中，将右手器械更换为持针器，在距离切缘 2～4 mm 处进出针，选用连续缝合，针间距 5 mm 左右，连续缝合气管断端一圈，气管壁外侧进行打结，剪去线尾，线尾长度留 5～10 mm（图 4-5-9）。

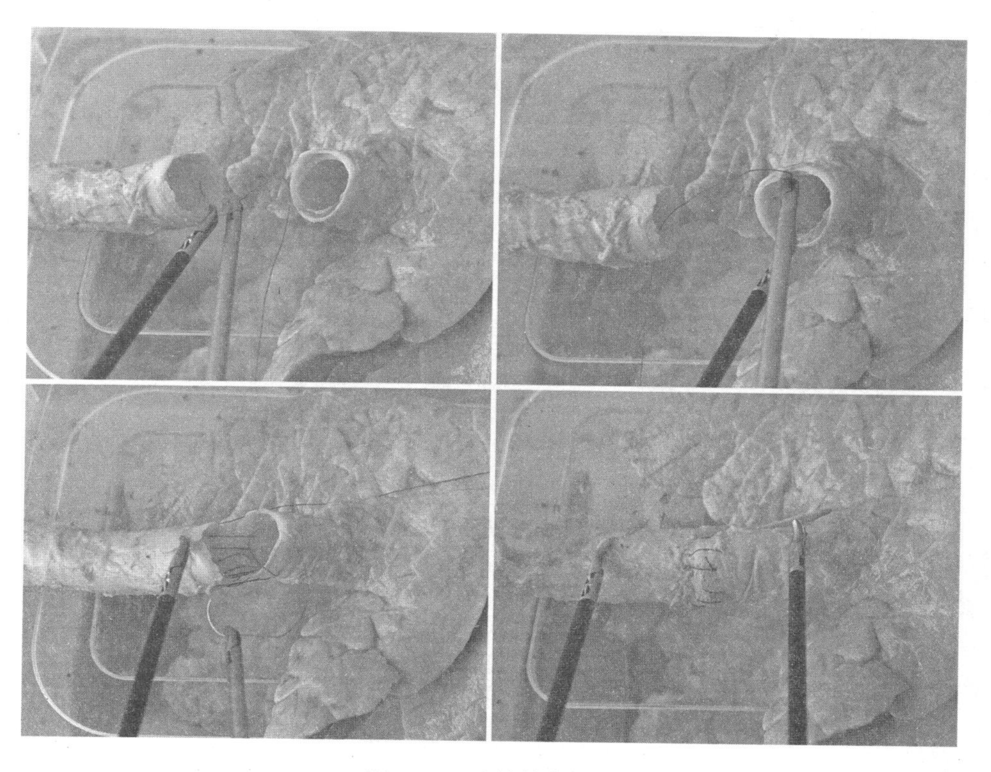

图 4-5-9 连续缝合气管

（四）考核方法

器械进入模拟器开始计时，操作完成、器械拔出结束计时，记录完成总时间，要求在30分钟内完成。再将标本从模拟器中取出，按照评分标准，分别从切口规范性、伤口关闭规范性、组织保护、团队配合和腔镜空间感等方面进行评价，得出综合成绩。

（五）评分标准

腔镜模拟气管重建术评分标准

选手编号				
项目(分)	评分细则	满分(分)	得分(分)	备注
切口规范性(20分)	气管横断面切口切缘整齐	10		
	腔镜下抓钳及分离剪操作配合熟练	10		
伤口关闭规范性(50分)	进出针边距均匀，两侧对应针边距差超过3 mm，每一处扣2分	10		
	针间距大小均匀一致，相邻针距超过5 mm扣2分	10		
	至少6个固定结，每少一个扣2分	5		
	线尾长度5～10 mm	5		
	吻合口对齐工整，无扭转狭窄	10		
	缝合流畅、打结张力合适，出现绕线或打结松弛扣2分	10		
组织保护(10分)	组织保护意识强，拉线时注意保护组织	10		
团队配合(10分)	团队分工明确，配合默契	10		
腔镜空间感(10分)	器械准确指向操作目标，双手协调性强	10		
总分		100		
完成时间	要求30分钟内完成			
裁判签名				

第五章　综合模拟竞赛试题及评分标准

题1

题干： 患者，男性，56岁，贫血半年余发现腹腔占位两周就诊，增强CT示：远端空肠见一类圆形高密度影，大小约2 cm×3 cm。胸部CT未见明显异常。肿瘤标志物检测阴性。

要求1：请A选手回答最可能的诊断是什么？

要求2：现在拟行腹腔镜手术。请C选手作为主刀、B选手作为助手完成操作，并将切除的标本置于取物袋取出。

答案及思路：结合患者病史、CT检查等结果，诊断考虑为小肠间质瘤可能，可行腹腔镜下小肠部分切除+空肠-空肠吻合术，需注意完整切除肿瘤、手工行空肠-空肠端端吻合、最后制作简易标本袋将标本取出。

物品要求：腔镜模拟训练器1台，猪小肠1段长约40 cm，在其中间标记肿瘤位置，托盘(可固定标本)1个，3-0带圆针缝线若干，持针器1把，分离钳2把，分离剪1把，抓钳1把，无菌手套，计时器1个。

评分标准：

评分标准				
选手编号				
项目(分)	评分细则	满分(分)	得分(分)	备注
诊断(10分)	小肠间质瘤	10		
准备(10分)	正确的戴手套	5		
	选择合适的器械	5		
操作(65分)	距离标记肿瘤的位置大于2 cm切除肠管	5		
	手工缝合顺序正确	10		
	进出针点位置合适恰当	10		
	针距大小均匀一致	10		
	缝合打结张力合适,无组织切割	10		
	吻合口无狭窄、无渗出	10		
	将标本放入标本袋内并取出	10		
整体印象(15分)	组织保护意识强	5		
	团队分工明确,配合默契	5		
	动作熟练,双手协调性强	5		
总分		100		
完成时间				
裁判签名				

题2

题干：女性,48岁,间歇性右上腹痛3个月,疼痛向右肩部放射,伴有恶心、嗳气,无畏寒、发热,无皮肤、巩膜黄染。曾行胃镜检查示浅表性胃炎。近2天,再次出现右上腹痛,向右肩部放射,伴有畏寒、发热。体检:体温38℃,脉搏90次/分,血压105/67 mmHg。皮肤及巩膜黄染,上腹肌紧张,剑突下压痛,肝区有叩击痛。白细胞15×10^9/L,B超提示胆总管扩张、下段可疑高回声,既往因胆囊结石行胆囊切除。

要求1：请A选手回答最可能的诊断是什么?

要求2:现在拟行腹腔镜手术。请C选手作为主刀、B选手作为助手完成操作。

答案及思路:结合患者病史及各项检查结果,诊断考虑为胆总管结石伴急性胆管炎。可行腹腔镜下胆总管切开+T管引流,胆总管结石可通过后期胆道镜取石,模拟操作时T管可选用14号,通过吸收缝线,选用单层间断缝合,针距0.3 cm之内,T管上下至少各缝合2针,距切缘边界0.2~0.4 cm,妥善固定T管,注水无渗出。

物品要求:腔镜模拟训练器1台,鸭肠模拟胆总管1个,14号T管一根、可固定模块的托盘1个,3-0带针缝线若干,持针器1把,分离钳2把,分离剪1把,抓钳1把,普通线剪1把,无菌手套,计时器1个。

评分标准:

评分标准				
选手编号				
项目(分)	评分细则	满分(分)	得分(分)	备注
诊断(10分)	胆总管结石伴急性胆管炎	10		
准备(10分)	正确的戴手套	5		
	选择合适的器械	5		
操作(65分)	纵行切开胆总管	10		
	修剪T管后置入胆总管	5		
	间断全层缝合胆总管	10		
	进出针点位置合适恰当	10		
	针距大小均匀一致	10		
	缝合打结张力合适,无组织切割	10		
	经T管注水无渗出	10		
整体印象(15分)	组织保护意识强	5		
	团队分工明确,配合默契	5		
	动作熟练,双手协调性强	5		
总分		100		
完成时间				
裁判签名				

题3

题干:患者,男性,52岁,体检发现右肾占位性病变两周就诊,增强CT示:右肾中部低密度灶,大小约2 cm×3 cm,增强扫描呈“快进快出”表现。胸部CT未见明显异常。肿瘤标志物检测阴性。

要求1:请A选手回答最可能的诊断是什么?临床分期最可能是什么?

要求2:现在拟行腹腔镜手术。请C选手作为主刀、B选手作为助手完成操作,并将切除的标本置于取物袋取出。

答案及思路:结合患者病史、CT检查等结果,诊断考虑为右肾占位性病变:肾癌可能,临床分期最可能是T1aN0M0。可行腹腔镜下肾部分切除术,需注意完整切除肿瘤,8字缝合关闭肾实质创面,最后制作简易标本袋将标本取出。

物品要求:腔镜模拟训练器1台,猪肾脏标本1个,托盘(可固定猪肾标本)1个,带圆针缝线若干,持针器1把,分离钳2把,分离剪1把,抓钳1把,无菌手套,计时器1个。

评分标准:

评分标准				
选手编号				
项目(分)	评分细则	满分(分)	得分(分)	备注
诊断(10分)	肾占位性病变:肾癌可能 临床分期:T1aN0M0	10		
准备(10分)	正确的戴手套	5		
	选择合适的器械	5		
操作(65分)	标记肿瘤组织完整切除,深度不少于1 cm	5		
	8字缝合关闭肾实质创面	10		
	进出针点位置合适恰当	10		
	针距大小均匀一致	10		
	缝合打结张力合适,无组织切割	10		
	创面对合平整	10		
	将标本放入标本袋内并取出	10		

续表

项目(分)	评分细则	满分(分)	得分(分)	备注
整体印象(15分)	组织保护意识强	5		
	团队分工明确，配合默契	5		
	动作熟练，双手协调性强	5		
总分		100		
完成时间				
裁判签名				

题4

题干：患者，男性，31岁，右侧腰部胀痛不适一月入院，查体：右肾区轻度叩击痛，B超：右输尿管上段可见长径约1.5 cm强回声伴声影，右肾集合系统分离20 mm。CT：右侧输尿管上段平肾下极位置可见高密度影，其上输尿管、右肾盂扩张、积水。

要求1：请A选手回答最可能的诊断是什么？

要求2：现在拟行腹腔镜手术。请C选手作为主刀、B选手作为助手完成操作。

答案及思路：结合患者病史、B超、CT检查等检查结果，诊断考虑为右输尿管结石伴右肾积水。可行腹腔镜下输尿管切开取石术，依照输尿管切开取石术标准流程，从模型中完整取出结石，选用单层间断缝合，针距0.3 cm之内，至少缝合2针，距切缘边界0.2～0.4 cm，关闭输尿管伤口。

物品要求：腔镜模拟训练器1台，模拟输尿管(含结石)模型1个，可固定模块的托盘1个，带针缝线若干，持针器1把，分离钳2把，分离剪1把，抓钳1把，无菌手套，计时器1个。

评分标准：

评分标准				
选手编号				
项目(分)	评分细则	满分(分)	得分(分)	备注
诊断(10分)	右输尿管结石伴右肾积水	10		
准备(10分)	正确的戴手套	5		
	选择合适的器械	5		
操作(65分)	纵行切开输尿管	10		
	间断全层缝合输尿管	15		
	进出针点位置合适恰当	10		
	针距大小均匀一致	10		
	缝合打结张力合适,无组织切割	10		
	创面对合平整,没有扭转或外翻	10		
整体印象(15分)	组织保护意识强	5		
	团队分工明确,配合默契	5		
总分	动作熟练,双手协调性强	100		
完成时间				
裁判签名				

题 5

题干:患者,女性,30 岁,经期延长伴月经量增多 2 月余,妇科检查:外阴:婚产式;阴道:畅、黏膜光滑、无异常分泌物;宫颈:光滑;子宫:前位,如孕 10 周大小,子宫前壁近宫底可扪及一瘤体凸起,质硬,与周围组织无粘连,活动度尚可,无明显压痛;附件:双侧附件区未扪及异常。

经阴道超声检查提示:子宫体大小 80 mm×80 mm×70 mm,子宫前壁显示一大小约 60 mm×50 mm 实性低回声,压迫内膜,边界清尚规则,未见明显血流信号。

血常规提示:HGB 93 g/L,生化、凝血等其他无明显异常;肿瘤标志物 CA125、LDH 均正常。TCT、HPV 阴性。

要求 1:请 A 选手回答最可能的诊断是什么?

要求 2:现在拟行腹腔镜手术。请 C 选手作为主刀、B 选手作为助手完成操作，并将切除的标本置于标本保护袋内取出。

答案及思路：结合患者病史、妇科体征、检验、超声检查等结果，诊断考虑为子宫肌瘤，肿瘤标记物正常，超声瘤体内无明显血流信号，考虑无恶变。患者年轻，可行腹腔镜下子宫肌瘤切除术，需注意完整切除肌瘤，分层缝合子宫肌层创面止血，最后遵循无瘤原则放置入标本保护套中模拟旋切粉碎后再将标本取出。

物品要求：腹腔镜模拟训练器 1 台，子宫肌瘤（肌壁间子宫肌瘤，肌层内瘤体约 2 cm 大小）切除模块 1 个，持针器 1 把、分离钳 2 把、分离剪 1 把、腔镜注射器 1 个、标本保护套 1 个、带针缝线若干、无菌手套若干、计时器 1 个。

评分标准：

评分标准				
选手编号				
项目（分）	评分细则	满分（分）	得分（分）	备注
诊断（10 分）	子宫肌瘤	10		
准备（10 分）	正确的戴手套	5		
	选择合适的器械	5		
操作（65 分）	子宫切口选择合适、包膜内完整切除瘤体	5		
	连续缝合完整对合子宫肌层创面	10		
	进出针点位置合适恰当、针距大小均匀一致	10		
	缝合不留死腔	10		
	缝合打结张力合适，不能太松无组织挤压止血作用，又不能太紧出现组织切割	10		
	创面对合平整，打结需牢靠	10		
	遵循无瘤原则，将标本放入标本保护套内粉碎并取出	10		
整体印象（15 分）	周围组织保护意识强	5		
	团队分工明确，配合默契	5		
	动作熟练，双手协调性强	5		
总分		100		
完成时间				
裁判签名				

题6

题干：患者，女性，25岁，体检发现右附件区包块6个月。妇科检查：外阴：已婚式；阴道：畅、黏膜光滑、无异常分泌物；宫颈：光滑；子宫：前位，正常大小；附件：左侧附件区未扪及异常，右侧附件区可扪及直径约5 cm大小的包块，活动度好，与周围组织无粘连，无明显压痛。

经阴道超声检查提示：右附件区见一混合性包块，以囊性为主，实性部分呈高回声，大小约50 cm×40 cm，边界清，包块内无明显血流信号。血常规、生化、凝血、肿瘤标志物等检验结果均正常。

要求1：请A选手回答最可能的诊断是什么？

要求2：现在拟行腹腔镜手术。请C选手作为主刀、B选手作为助手完成操作，并将切除的标本置于标本保护袋内取出。

答案及思路：结合患者病史、妇科体征、超声检查等结果，诊断考虑为右侧卵巢囊肿，畸胎瘤可能性大，肿瘤标记物正常，超声囊肿内无明显血流信号，考虑无恶变。患者年轻，可行腹腔镜下卵巢囊肿剥除术，需注意完整剥除卵巢囊肿，缝合卵巢创面止血并卵巢塑型，最后遵循无瘤原则放置入自制标本袋中取出。

物品要求：腹腔镜模拟训练器1台，卵巢囊肿剥离模块1个、持针器1把、分离钳2把、分离剪1把、带针缝线若干、无菌手套若干、计时器1个。

评分标准：

评分标准				
选手编号				
项目(分)	评分细则	满分(分)	得分(分)	备注
诊断(10分)	右侧卵巢囊肿，畸胎瘤可能性大	10		
准备(10分)	正确的佩戴无菌手套	5		
	选择合适的器械	5		
操作(65分)	卵巢表面切口选择合适、包膜内完整剥除囊肿	5		

续表

项目(分)	评分细则	满分(分)	得分(分)	备注
操作(65分)	卵巢表面切口选择合适、包膜内完整剥除囊肿	5		
	卵巢创面连续缝合,皮质对合良好,出现包裹卵巢皮质和生发上皮扣5分	10		
	进出针点位置合适恰当、针距大小均匀一致	10		
	缝合不留死腔	10		
	缝合打结张力合适,不能太松无组织挤压止血作用,又不能太紧出现组织切割	10		
	创面对合平整,打结需牢靠	10		
	遵循无瘤原则,自制标本袋,将标本放入标本袋内取出	10		
整体印象(15分)	周围组织保护意识强	5		
	团队分工明确,配合默契	5		
	动作熟练,双手协调性强	5		
总分		100		
完成时间				
裁判签名				

题7

题干:患儿,男性,5岁,反复发热20余天就诊。查体:体表淋巴结未及肿大,CT提示:腹腔肠系膜根部多发肿大淋巴结,部分融合。入院检查诊断为:发热待查、腹腔淋巴结肿大待查、淋巴瘤待排,拟行腹腔镜下淋巴结活检术。

要求:请A选手作为主刀,B选手作为助手。免穿手术衣,需戴手套操作。

答案及思路:本题考察腹腔镜下淋巴结活检手术操作技巧,操作中需提起淋巴结组织进行剪取,不能原地剪取,防止损伤下方组织;剪取时不能剪开淋巴组织,保持标本完整性,同时不能有残留;标本需放置标本袋后取出。

物品准备:带有肿物的模块(可使用体表肿块切除模块代替),分离钳2把,持针器1把，分离剪1把，无菌手套，计时器1个。

评分标准：

评分标准				
选手编号				
项目(分)	评分细则	满分(分)	得分(分)	备注
准备(10分)	正确的戴手套	5		
	选择合适的器械	5		
操作(75分)	清点器械、纱布等	5		
	助手钳固定模板保持张力。主刀需提起淋巴结组织进行剪取，不能原地剪取防止损伤下方组织	5		
	术中剪取时不能剪开淋巴组织，保持标本完整性	10		
	完整剪取淋巴结组织，模板无组织残留，单位时间内完成(每残留10%组织扣3分)	20		
	使用指套放置淋巴组织后取出(标本由指套内掉出扣10分，直接取出标本此项不得分)	20		
	检查切面是否有渗血	10		
	再次清点器械、纱布等	5		
整体印象(15分)	组织保护意识强	5		
	团队分工明确，配合默契	5		
	动作熟练，双手协调性强	5		
总分		100		
完成时间				
裁判签名				

题8

题干：患者，女性，62岁，体检发现右上肺病灶2周就诊，入院后行胸部增强CT示：右上肺实质内实性病灶，大小约2 cm×2 cm×3 cm，密度不均，形态欠规则，有短毛刺及血管浸入征，增强扫描轻度强化，病灶平均 CT 值为 35 hu。纵隔及肺门未见明显肿大淋巴结，头颅 MR、ECT 骨扫描及双侧肾上腺 B 超未见明显异常，肿瘤标志物（CEA）检测阴性。

要求 1：请 A 选手回答最可能的诊断是什么？临床分期最可能是什么？

要求 2：现在拟行胸腔镜肺叶切除手术。请 C 选手作为主刀、B 选手作为助手完成操作。

答案及思路：结合患者病史、CT 检查等结果，诊断考虑为右上肺结节：肺癌可能，临床分期最可能是 T1cN0M0。可行胸腔镜下肺叶切除术，需注意自肺门处仔细解剖肺血管及气管，结构辨认准确，充分裸化后离断，避免误损伤。

物品要求：腔镜模拟训练器 1 台，猪肺标本 1 个，托盘或托架（用于肺标本放置）1 个，带针缝线（3-0 或 4-0 薇乔线）及普通丝线（7 号）若干，腔镜下小纱条若干，持针器 1 把，抓钳 1 把，分离剪 1 把，分离钳 1 把，推结器 1 个，计时器 1 个。

评分标准：

评分标准				
选手编号				
项目（分）	评分细则	满分（分）	得分（分）	备注
准备（10 分）	右上肺结节：肺癌可能，临床分期最可能是 T1cN0M0	10		
准备（5 分）	正确戴手套，准备好手术前物品	5		
操作（70 分）	辨认靶器官血管及气管准确	10		
	游离血管顺畅，裸化充分	10		
	结扎并离断血管安全高效	10		
	游离气管顺畅，离断准确	10		
	间断缝合气管切缘，间距 0.5 cm，边距 0.2 cm，打结牢靠	10		
	分离肺裂准确轻柔	10		
	术野暴露理想	10		

续表

项目(分)	评分细则	满分(分)	得分(分)	备注
整体印象(15分)	组织保护意识强	5		
	团队分工明确,配合默契	5		
	动作熟练,双手协调性强	5		
总分		100		
完成时间				
裁判签名				

题9

题干:患者,男性,31岁,车祸至全身多发伤1月,发现右侧支气管狭窄10天入院,查体:右上肺呼吸音减低,胸部CT+气管三维重建:右上肺完全不张伴右侧胸腔少量积气积液,气管三维重建提示右上肺支气管开口段气管明显狭窄,中间段支气管形态尚正常。电子支气管镜提示:右侧主支气管近右上肺支气管开口处气管狭窄塌陷,气管镜难以通过。

要求1:请A选手回答最可能的诊断是什么?

要求2:现在拟行胸腔镜手术。请C选手作为主刀、B选手作为助手完成操作。

答案及思路:结合患者病史、CT检查、气管镜等检查结果,诊断考虑为右主支气管继发性狭窄(外伤性断裂)。拟行胸腔镜下气管切除重建术,依照气管重建标准流程,选用连续缝合法,针距0.3 cm之内,缝合一周,距切缘边界0.2~0.4 cm,可选择腔镜下打结,线结需位于气管外壁。

物品要求:腔镜模拟训练器1台,猪气管肺标本1个,可固定标本的托盘1个,带双针缝线(3-0 prolene线)若干,腔镜下小纱条若干,持针器1把,分离钳1把,分离剪1把,抓钳1把,推结器1个,计时器1个。

评分标准:

评分标准				
选手编号				
项目(分)	评分细则	满分(分)	得分(分)	备注
诊断(10分)	右主支气管继发性狭窄(外伤性断裂)	10		
准备(10分)	正确戴手套,准备好手术前物品	10		
操作(60分)	横行切开气管,断面整齐	10		
	连续全层缝合,无绕线,缝合顺畅	10		
	进出针点方向正确,位置合适恰当	10		
	针距大小均匀一致	10		
	缝合打结牢靠,无线结松脱	10		
	吻合口对齐工整,无扭转狭窄	10		
整体印象(20分)	组织保护意识强	5		
	团队分工明确,配合默契	5		
	动作熟练,双手协调性强	10		
总分		100		
完成时间				
裁判签名				

第六章　腹腔镜手术护理基本知识与技能

随着医学技术的快速发展和微创手术的广泛开展，腔镜手术越来越被接受和选择，即在密闭的体腔内，手术者借助监视屏幕上的图像进行手术操作。临床常见的腔镜类设备有腹腔镜、胸腔镜、宫腔镜、鼻内镜、关节镜、脑室镜等。本章以腹腔镜为例介绍腔镜设备操作规程、维护保养、使用注意事项及常用腔镜器械的拆装操作。由于腔镜手术设备及器械种类繁多、结构复杂、材质特殊、精密度高等特点，要求操作者和使用者具备专业的理论知识及规范的操作技能，保证使用效果和降低设备器械的耗损，确保手术质量和患者安全[1]。

第一节　腹腔镜常用设备器械使用注意事项

一、腹腔镜系统组成及配件

腹腔镜系统包括摄像系统、冷光源、气腹机、监视器等设备[2]。与之相配套的有摄像导线、不同视角的摄像镜头、冷光源导光束、气腹管、单极电凝线、双极电凝线等以及各种操作器械（如分离钳、分离剪、抓钳、电凝钩等）。根据临床工作需求，将上述各种设备合理摆放在专用吊塔或仪器台车上，并妥善固定。

二、腹腔镜手术基础器械

略，详见第一章。

三、使用注意事项

① 操作者需通过专业培训，掌握操作方法、性能、注意事项及保养方法[3]。

② 摄像主机关机后，再拔除电气接头与腔镜主机。摄像头连线盘曲状态下松开时，应逐渐松开捋顺，再妥善固定，切忌牵拉拽。

③ 冷光源使用时亮度应从小到大逐渐调节，达到手术需要的最佳亮度，使用后将亮度调至0档，防止再次开机时亮度过强而损坏灯泡。

④ 使用后待仪器冷却，用75%医用酒精加镜头布擦拭仪器表面，去除灰尘及污物，并将仪器台车放在专用仪器间存放备用。

⑤ 摄像头和镜头，使用后用防尘帽保护，并存放于专用器械盒内，防止碰撞。

⑥ 导光束轻拿轻放，防止光导纤维断裂而影响光线传输。

⑦ 由专业人员对设备进行定期检查及维护保养，尤其注意其绝缘性能，防止使用时人员被电灼伤。

第二节　腹腔镜设备操作规程

一、操作准备

① 护士准备：着装整洁规范、符合要求，洗手。

② 环境准备：宽敞明亮，安全，适宜操作。

③ 物品准备：摄像主机、光源、监视器、气腹机、CO_2 气源齐全，确认完好。

二、操作步骤

① 术前根据手术要求,合理摆放仪器设备,以满足手术和术者的视觉需要。

② 连接各模块设备电源,开启开关,检查设备运转是否正常。

③ 依次连接手术台上传递的镜头、气腹管、导光束(严格执行无菌操作)。连接腹腔镜时应检查各电气接头,确保电气接头干燥清洁时与摄像主机连接,连接导光束与冷光源系统,气腹管与 CO_2 气腹机连接。

④ 打开监视器、摄像主机、光源,调节合适的光源亮度,对焦、完成白平衡。

⑤ 调节设置气腹流量,建立气腹时,根据手术的需要和患者的体型等设定气腹压力及流量大小,一般气腹压力成人 12～15 mmHg,小儿 8～12 mmHg。

⑥ 术中严密观察手术进展情况,调节合适的仪器设备及冷光源的参数。

⑦ 手术结束后,将光源亮度调至 0 档,关闭光源、监视器、摄像主机和气腹机。

⑧ 整理用物,断开摄像头连线、导光束和气腹管,清洁腹腔镜主机、电源线和主机台车后归位。

⑨ 信息化电子扫码或在《仪器设备使用登记本》上登记使用日期、性能、使用者等信息,归位备用。

三、操作注意事项

① 摄像头和导光束应轻拿轻放,盘绕直径大于 15 cm 圆圈存放,严禁打折、弯曲,防止损伤内部信号线[4]。

② 摄像头和镜头用防尘帽保护,禁止徒手触摸和碰撞。镜头应使用专用器械盒存放,每次使用前后均需检查是否完好。

③ 光源主机周围严禁存放物品,以免影响散热;光源的光线较强,应避免直射眼睛。

④ 光源开机时亮度从最小开始调节,手术使用时调节合适亮度,关闭时应先将光源亮度调至 0 档,再关闭电源开关。

⑤ 如使用 CO_2 气瓶供气,应装配减压装置,与气腹机连接,使用后先关闭气瓶总开关,放净余气,再关闭气腹机开关。

⑥ 腔镜系统台车保持清洁整齐，避免碰撞。如果台车喷溅到血渍，先用含氯消毒剂清洁后再用清水擦拭。

⑦ 定期由专业人员对设备进行检查及维护保养，建立维护保养记录本。

第三节　腔镜设备器械的维护和保养

一、维护保养与消毒灭菌

1. 光学镜的使用保养及消毒灭菌[5]

① 严格遵循内窥镜保养原则：轻拿轻放，专用器械盒单独存放，防止碰撞。

② 防止腹腔镜手术镜面起雾的方法：手术初期镜面起雾现象，可用无菌温热水浸泡法，能有效降低起雾现象，即在内窥镜进入体腔前，将内窥镜前端伸入温热水浸泡。手术中烟雾严重时，可用冲吸管吸引或适当打开穿刺器阀门排烟，根据临床实践，用0.5%碘伏擦拭镜头，有减缓起雾的效果。

③ 禁用超声波清洗内窥镜。

2. 导线类

① 导线类物品遵循说明书，选择合适的灭菌方式；

② 所有的导线类物品必须要进行彻底干燥。

3. 单、双极电切镜

① 工作手件根据其性能选择合适的灭菌方式，选用高温高压或低温灭菌；

② 单、双极电切镜的电极接口处，连接前一定要检查，确保干净干燥，否则可能会导致短路损坏。

4. 可重复使用硅胶管路

① 硅胶管路根据产品说明，选用合适的灭菌方式；

② 膨宫泵管路使用后,使用清水对内部管路进行充分的冲洗,防止因为灌注液的残留导致管路内部有结晶。

5．其他

清除器械上所有的有机物质、组织碎片、血污及冲洗液痕迹,结痂严重可用专用清洁液浸泡。硬镜类推荐低温方式灭菌;器械类推荐预真空高温高压方式灭菌;若为一次性耗材,不得重复使用。

二、常见故障及处理措施

1．手术器械故障[6-8]

手术器械的常见故障为器械损坏、无法正常工作。原因为缺乏日常养护,或者维护措施不当,造成老化,常见的如穿刺器、转换器上的密封圈或橡胶帽老化,导致漏气;分离钳、持针器若长期不维护或维护不当,会加速金属钳头端以及绝缘塑料部件的磨损,影响正常使用,延长手术操作时间,甚至是影响手术效果等。

2．腹腔镜系统常见故障及处理

① 气腹系统故障:气腹系统常见的故障有漏气、显示错误等。

气体泄漏是导致气腹系统故障的常见原因,显示错误包括压力、流量显示错误,最常见的原因是气体传导管道连接的气密性不严以及气腹针穿刺点不紧密,导致漏气,压力减小、流量增大,从而影响显示。若气腹针未穿刺到腹腔内,或者被网膜、肠管等组织阻塞,导致气体无法输送,压力增大、流量减小甚至无流量。排除上述原因外,应检查压力及流量传感器是否被污染或老化,一旦发生,应立即更换单个或整组传感器。

② 成像系统故障:成像系统的常见故障主要为无图像、图像显示不佳等。

无图像主要是由于设置错误导致,可选择的处理方法为:重新选择视频通道,检查视频线连接方式,若仍然无图像显示,则更换新的视频连接线。图像显示不佳主要包括显示模糊、图像显示有杂点、图像存在色差、图像亮度过暗等。图像显示模糊的常见原因为患者身体和物镜之间的温差太大,导致镜头起雾,处理方法:将镜头置入保温的无菌水中,静置进行加温。图像杂点的常见原因为其他设备的干扰,接触不良等,处理方法:采用将高频设备与摄像主机隔离,分开使用插座;用专用试剂擦拭连接线，去除氧化和灰尘。图像色差的常见原因为白平衡未校准或未正确校准、监视器色彩饱和度参数设置不当，处理方法：将白色参照物覆盖画面，再校准白平衡。若使用以上方法无法处理成像系统的问题，则需要进一步检查成像系统各部分的硬件，重点为冷光源、导光束等。若硬件发生损坏，则需返厂维修。

三、硬镜的检测及常见故障

1．硬镜检测

① 外观检测：产品外观(断裂、缺失、磨损、碎裂、凹陷、脱落、尺寸、异物)。

② 功能检测：成像(模糊、起雾、阴影、黑点、干扰)，导光(亮度不足、不亮)。

2．硬镜的常见故障、原因及预防

① 故障现象：图像中有尘粒或起雾，成像模糊。

故障原因：内窥镜密封性不良。

预防措施：建议勿频繁更换消毒灭菌方法；预真空灭菌后必须自然冷却。

② 故障现象：成像不清晰，或成像不全，或图像中局部发亮等。

故障原因：内部柱状镜体碎裂。

预防措施：建议单独存放，避免与其他器械相互碰撞；必须轻拿轻放；禁用超声波清洗机清洗。

③ 故障现象：内窥镜前端物镜受损或密封性受损，成像不清晰。

故障原因：被电刀、动力系统、射频等辅助治疗设备损伤。

预防措施：使用辅助治疗设备时，要保证在视野范围内安全操作。

④ 故障现象：内窥镜导光性能差，图像显示不良(光源和光纤确认正常)。

故障原因：内窥镜导光束端口、光纤污染后未及时清洁擦净。

预防措施：清洗保养时，导光束端口处需拆卸清洁；调节适宜的光源亮度。

⑤ 故障现象：镜身变形，无法正常成像。

故障原因：大力弯折或空中掉落所致。

预防措施：术中调整视野角度时需保护好内窥镜本身，内窥镜与鞘管端口连接时必须对准位置并用卡锁固定，动作轻柔。

腹腔镜器械设备系统精密贵重，需做好日常养护，每次使用后均需进行清洗消毒等处置，定期维护、专人管理，确保设备的所有部件运行良好且使用安全[9]。由手术室护士首先对其进行清理消毒，气腹系统、冲洗系统以及成像系统主机，可先用医用酒精擦拭消毒，去除血迹、灰尘等污物，再使用清洁软布擦拭干净，避免各种接头、端口等在清洗时损坏。认真检查各种连接线、转接头、连接管道等是否连接牢固，在转运过程中是否有松动移位，连接情况是否存在异常改变，各种线路有无扭曲、打结、过度牵拉现象，特别是注意气体管道是否存在漏气现象，冲洗管道是否存在漏水现象，成像系统导光束应避免弯折，防止影响显示效果。腹腔镜手术器械的保养，除清洗消毒外，还需认真检查各种复杂的零部件是否有丢失、损坏，手术器械的关节是否灵活，螺丝是否存在松动，各种转换器、密封圈等是否存在老化、开裂等现象，防止出现漏气、漏液、甚至漏电事故等现象发生[10]。

第四节　腔镜器械拆装项目

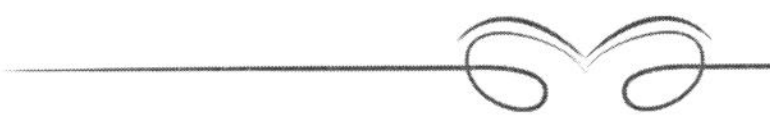

一、练习目的

① 认识并正确熟练拆卸、安装腔镜器械。

② 提高学员对腔镜手术的配合能力。

二、物品准备

气腹针 1 个、穿刺器 1 个、分离钳 1 把、双极电凝钳 1 把、弹簧钳 1 把、吸引器 1 个、细纹清洗筐 1 个、大铁筐 1 个、计时器 1 个。

三、操作方法

按照《腔镜器械拆装操作流程》操作（图 6-4-1～图 6-4-6）。

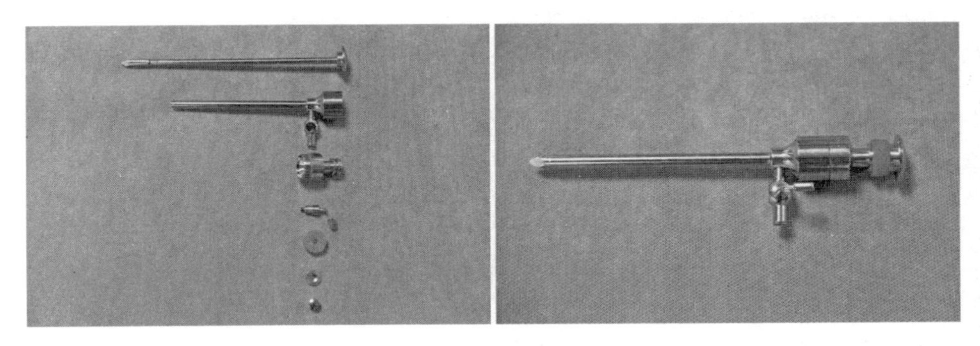

图 6-4-1　穿刺器拆装

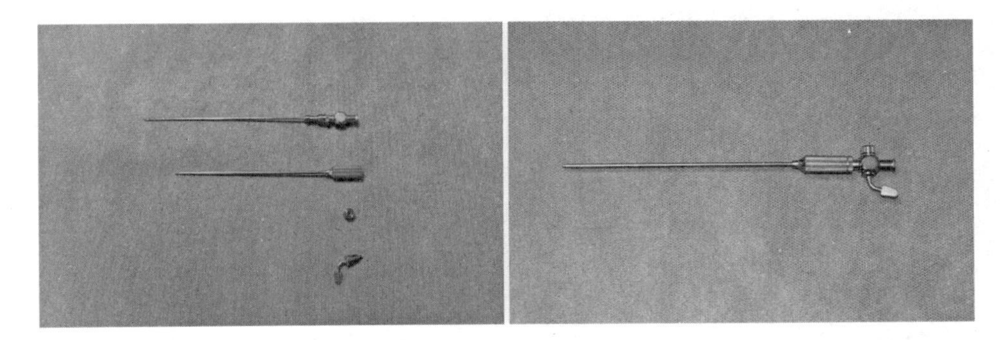

图 6-4-2　气腹针拆装

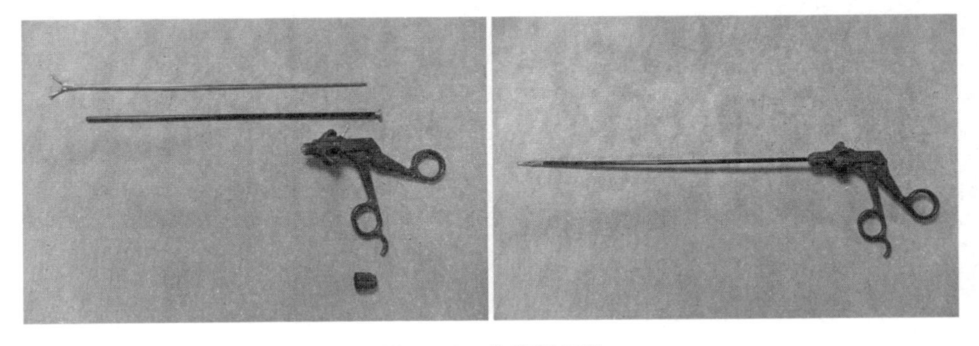

图 6-4-3　分离钳拆装

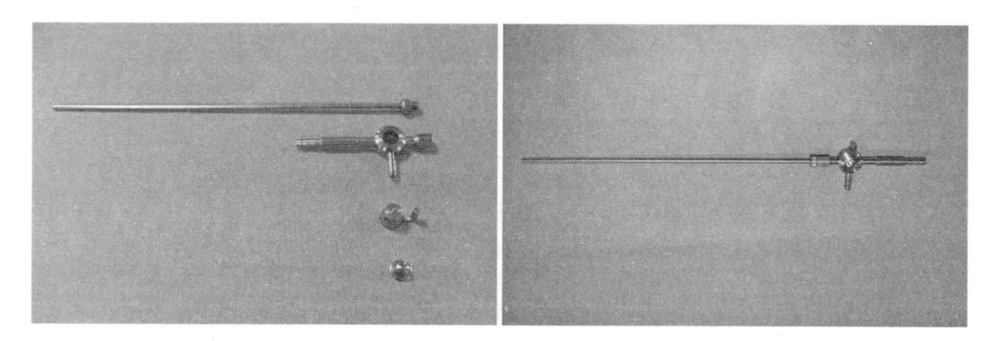

图 6-4-4 吸引器拆装

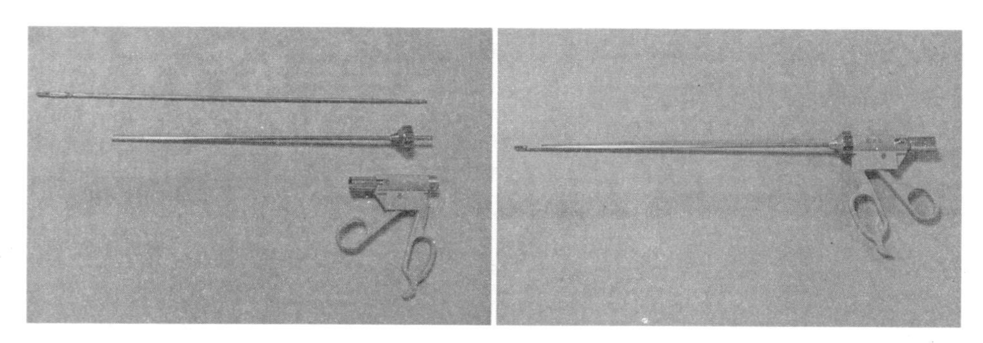

图 6-4-5 双极电凝钳拆装

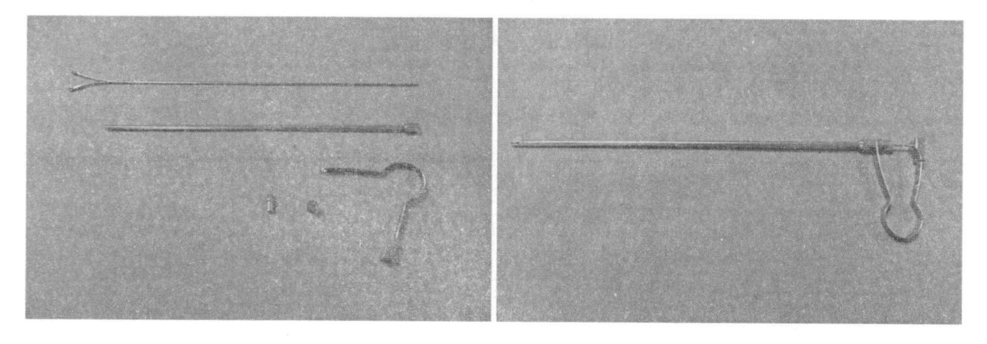

图 6-4-6 弹簧钳拆装

四、考核方法

从护士准备(着装整洁规范、符合要求,洗手)开始计时,操作完成(处理用物,整理台面,洗手)结束计时,在此过程中出现器械配套不正确、未拆卸到最小单位、损坏器械、器械零配件不完整,缺失损坏,需及时告知更换并记录汇报,时间5分钟内完成者为合格,时间超过1分钟扣4分,超过2分钟扣10分[10]。

五、评分标准

腔镜器械拆装操作流程评分标准				
选手编号				
项目(分)	评分细则	满分(分)	得分(分)	备注
准备质量标准(10分)	1. 护士准备:着装规范整洁、符合要求,洗手	1		
	2. 环境准备:宽敞明亮,安静安全,适宜操作,铺无菌单	2		
	3. 物品准备:(气腹针、穿刺器、分离钳、双极电凝钳、弹簧钳、吸引器、细纹清洗筐、大铁筐)器械齐全,确认性能完好	7		
操作质量标准(70分)	1. 按标识牌内容,清点器械名称、规格及数量	3		
	2. 检查器械完整性,零配件是否齐全	4		
	3. 器械能拆卸的拆卸至最小单位:螺丝和螺纹部逆时针旋开,小件物品应选择密纹清洗筐,并检查螺钉、垫圈、密封圈是否缺失损坏			
	3.1　穿刺器:拔出穿刺器内芯-旋转内芯帽-拆卸穿刺器密封帽-密封螺口-旋转多功能阀并拆卸-拆卸开关螺帽-拆卸通气开关;拆卸后内芯帽、多功能阀、密封帽、多功能阀、螺帽等小零件全部放入密纹筐清洗筐	7		
	3.2　气腹针:旋开气腹针套管-拔出气腹针内芯-拆出内弹簧和螺帽-拆开通气开关螺帽-拆卸通气开关,全部放入密纹清洗筐	5		

续表

项目(分)	评分细则	满分(分)	得分(分)	备注
操作质量标准(70分)	3.3 分离钳:拆卸手柄-旋转内芯-抽出内芯-打开钳口-放入密纹清洗筐	4		
	3.4 吸引器:旋转冲洗开关螺帽-拆下螺帽-拆下完整冲洗开关,拆下的螺帽和冲洗开关放入密纹清洗筐,吸引器放入大铁筐	5		
	3.5 双极电凝钳:抽出内芯-拆卸密封帽-旋开操作手柄螺帽,拆下的密封帽放入密纹清洗筐,内芯和主操作手柄放入大铁筐	4		
	3.6 弹簧钳:拆卸弹簧钳内芯-拆下密封帽-旋开手柄与操作杆放入大铁筐,密封帽、螺帽放入密纹清洗筐	4		
	4. 安装器械			
	4.1 穿刺器:安装内芯、检查密封帽、安装穿刺器外鞘,检查内芯与穿刺器是否配套	5		
	4.2 气腹针:安装内芯弹簧和螺帽、检查气腹针回弹功能、气腹开关、打开气腹开关	5		
	4.3 分离钳:检查金属内芯与外套管及手柄是否配套并安装,检查安装后使用是否正常	5		
	4.4 吸引器:检查拆下的螺帽和冲洗开关是否完好并安装,检查安装后使用是否正常	5		
	4.5 双极电凝钳:先安装密封帽,再检查金属内芯与外套管及手柄是否配套并安装,检查安装后使用是否正常	5		
	4.6 弹簧钳:检查金属内芯与外套管及手柄是否配套,先将内芯与外套管配套旋紧,再安装密封帽和手柄,方法得当,不得强行安装,检查安装后使用是否正常	5		

续表

项目(分)	评分细则	满分(分)	得分(分)	备注
操作质量标准(70分)	5. 棉签检查气腹针及穿刺器头端是否卷边	2		
	6. 处理用物,整理台面,洗手	2		
终末质量标准(20分)	1. 拆卸原则:操作熟练,拆卸到最小单位	4		
	2. 安装原则:操作熟练,配套正确	4		
	3. 操作中动作轻柔、熟练,不损坏器械	4		
	4. 器械零配件完整,无缺失损坏,如缺失或损坏应及时告知,更换并记录汇报	4		
	5. 时间不超过5分钟	4		
总分		100		
完成时间	要求5分钟内完成			
评委签名				

参考文献

[1] 孙育红,钱蒨健,周力,等. 手术腔镜器械分类及维护保养指南[M]. 北京:科学出版社,2018.

[2] 王旭,张青. 腹腔镜器械构造与标准操作程序[M]. 上海:上海交通大学出版社,2016.

[3] 陈元. 腹腔镜器械系统的维护与保养[J]. 中国设备工程,2018(12):41-42.

[4] 张璐璐,谭艳芬. 手术器械使用情况分析及配置建议[J]. 医院管理论坛,2020,37(7):33-35,16.

[5] 王洪柱,沈鑫彪,张峰. 宫腔镜与腹腔镜的消毒及保养[J]. 医疗装备,2019(18):22-23.

[6] 朱明贤,李彬,张要花. 电子腹腔镜成像系统常见故障分析及使用保养[J]. 中国医疗器械信息,2021,27(5):176-178.

[7] 郭大为,陈婕卿,周旋光,等. 腹腔镜成像系统的故障处理和预防性维护[J]. 中国医疗设备,2017,32(4):104-107.

[8] 吴小明. 电子腹腔镜常见故障判断和维修方法探讨[J]. 中国科技投资,2019,18(13):249.

[9] 尚霜霜,李宏彬,王莉,等.开展品管圈活动提高手术室腔镜器械管理的达标率[J].天津护理,2019,27(3):342-343.
[10] 张磊,谢晔,任龙飞,等.腹腔镜技能考核评估运用及思考[J].中国继续医学教育,2020,12(13):5-7.

彩　　图

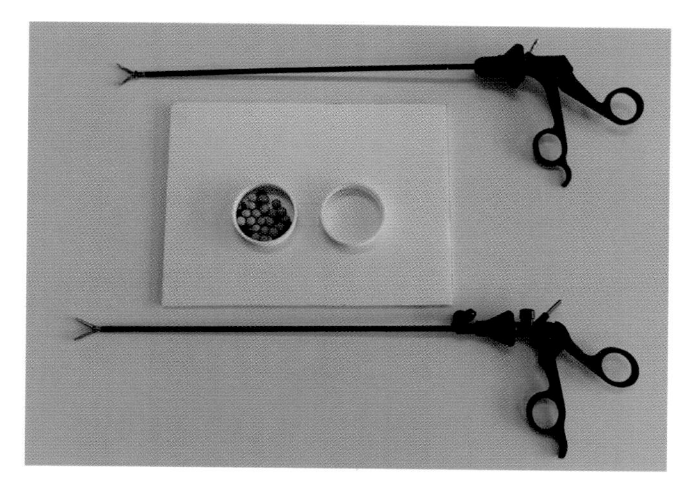

图 3-1-1　夹豆项目物品准备

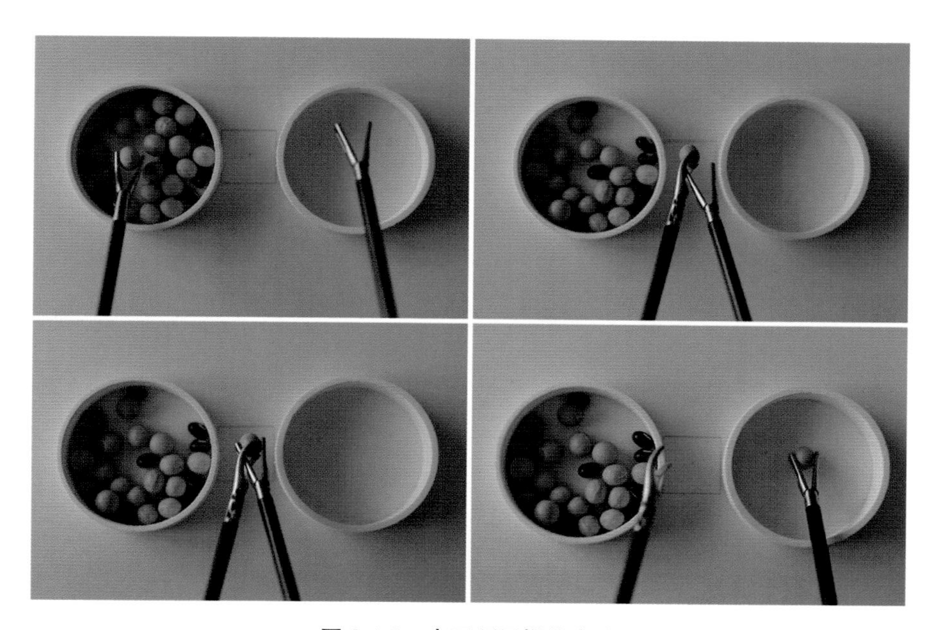

图 3-1-2　夹豆项目操作方法

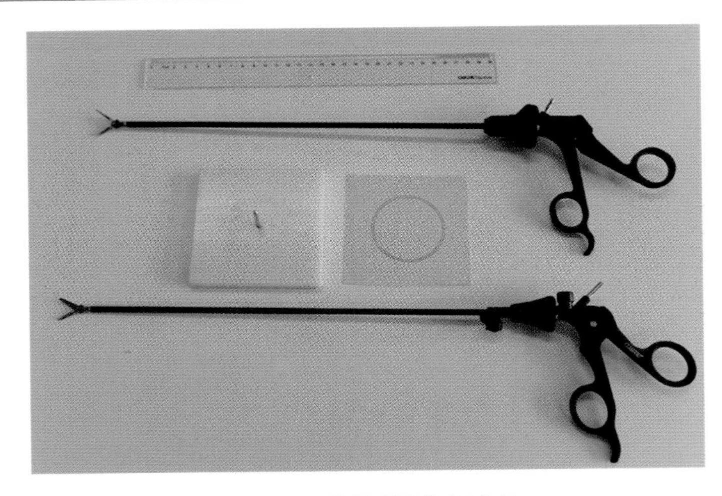

图 3-2-1　剪圈项目物品准备

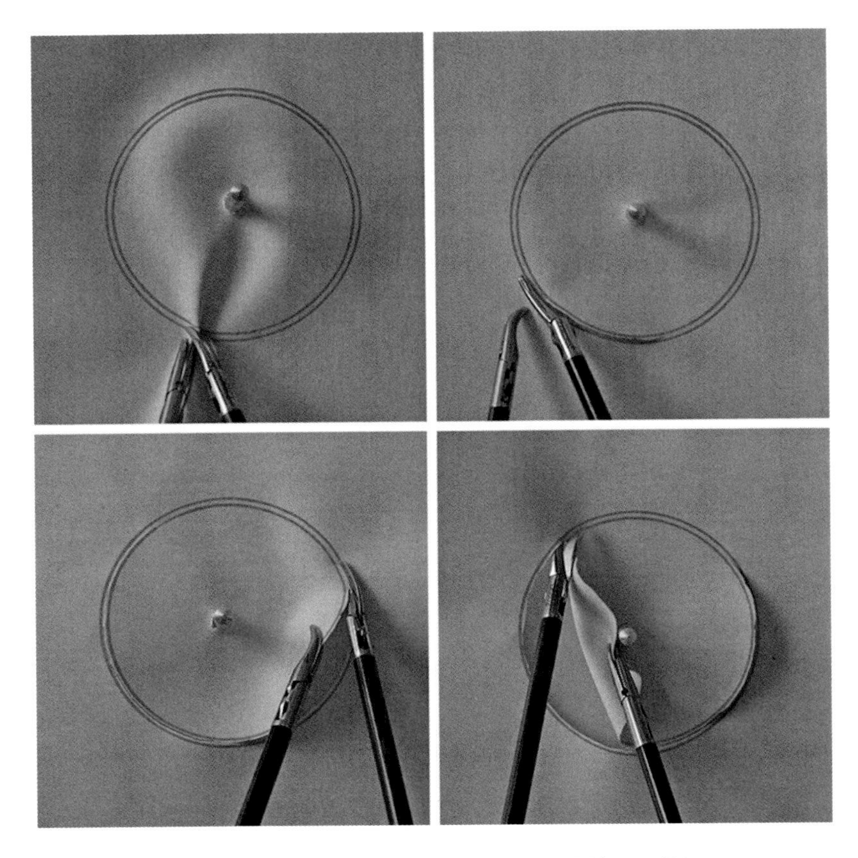

图 3-2-2　剪圈项目操作方法(左右手器械可互换)

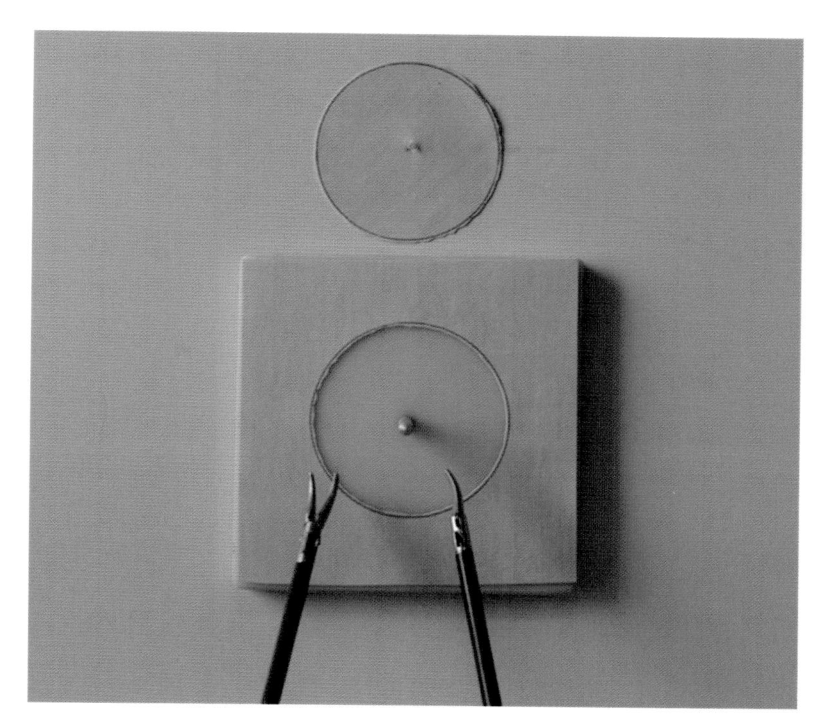

图 3-2-3　剪下的圆片和残片上红色不能中断

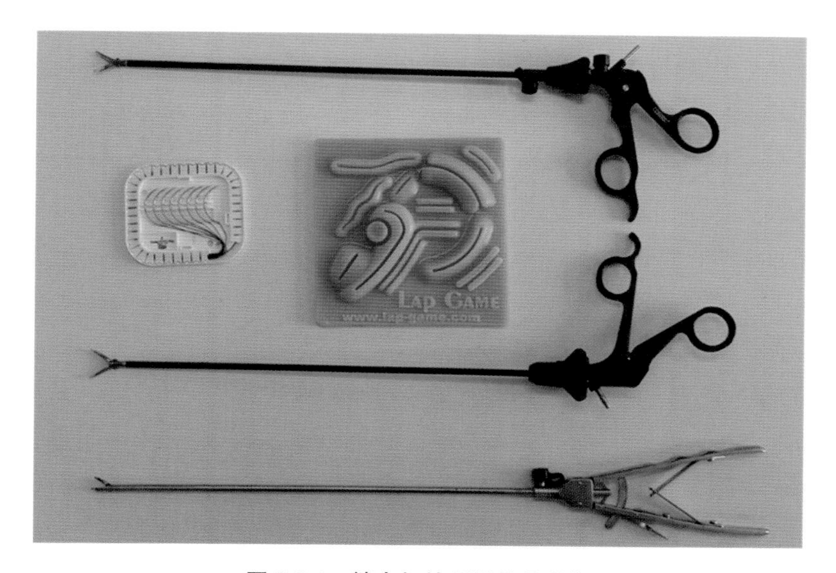

图 3-3-1　缝合打结项目物品准备

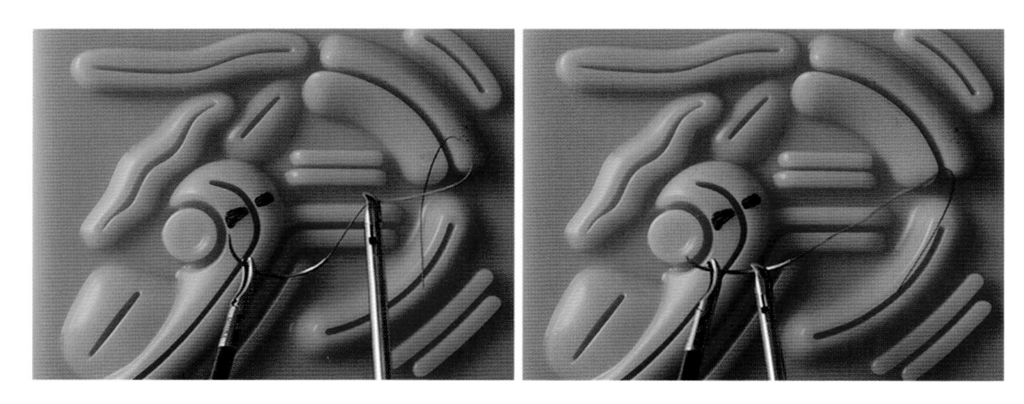

图 3-3-2　持针与调针

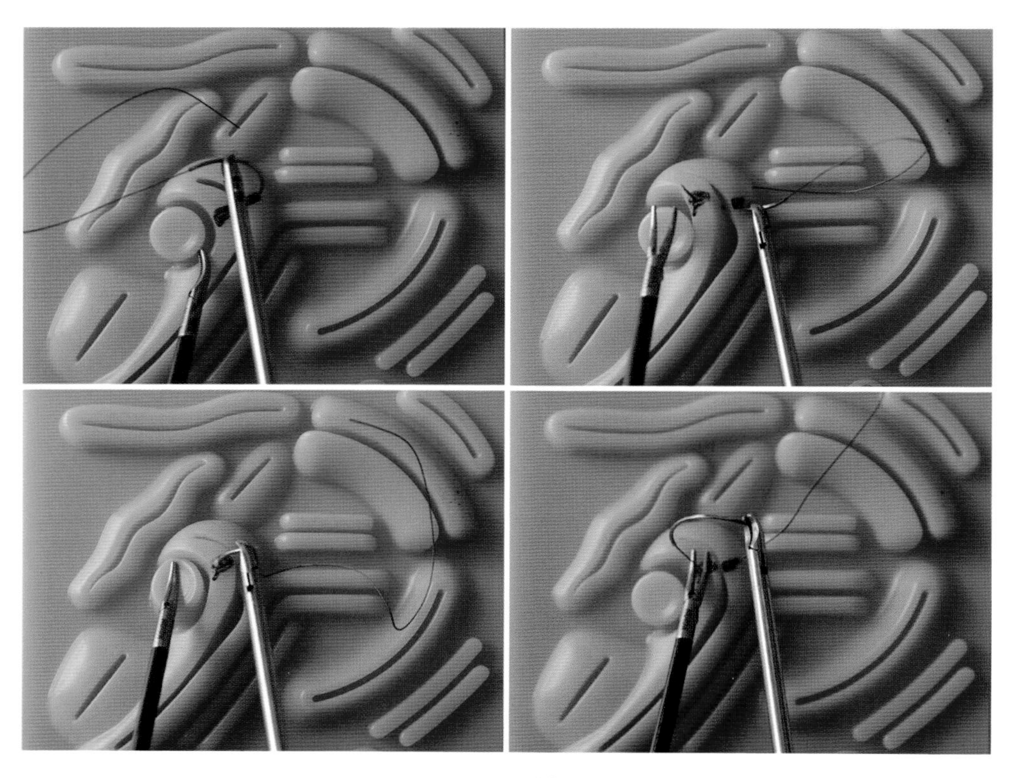

图 3-3-3　缝合

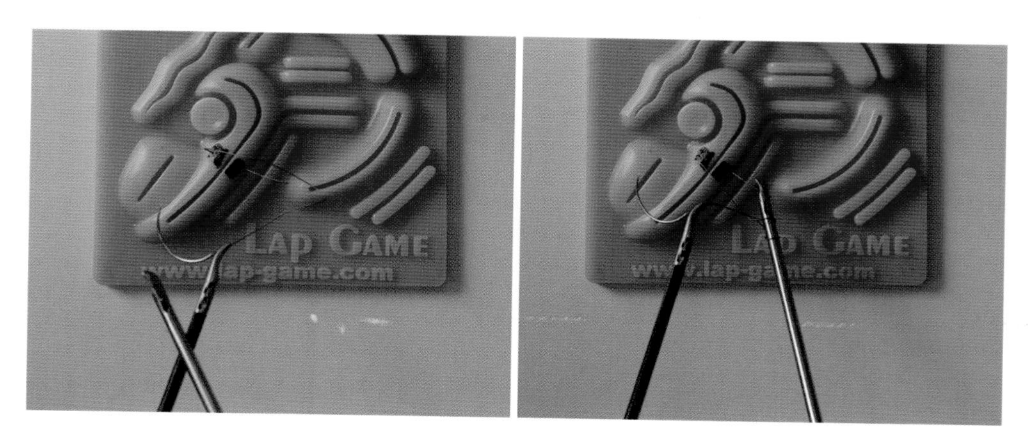

图 3-3-4　打结

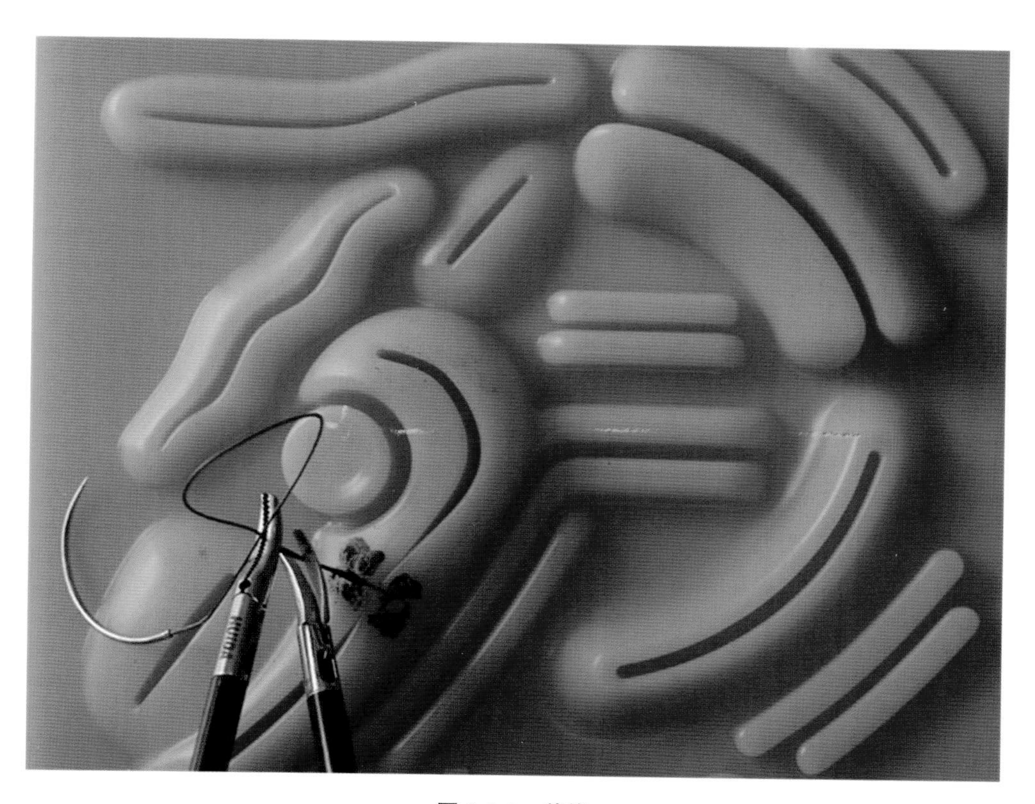

图 3-3-5　剪线

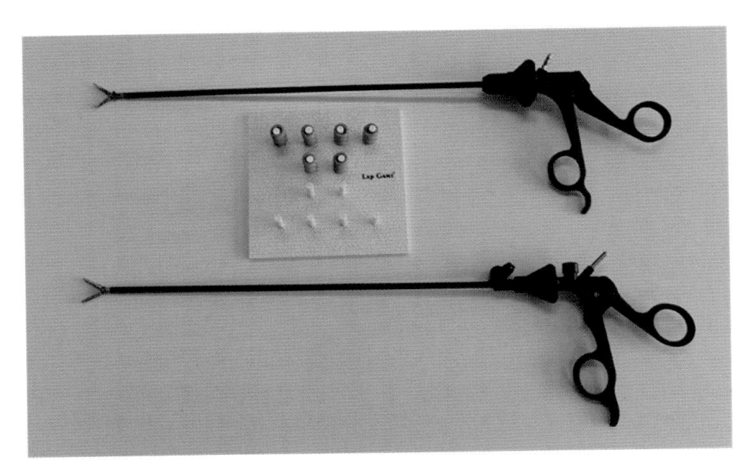

图 3-4-1　钉转移项目物品准备

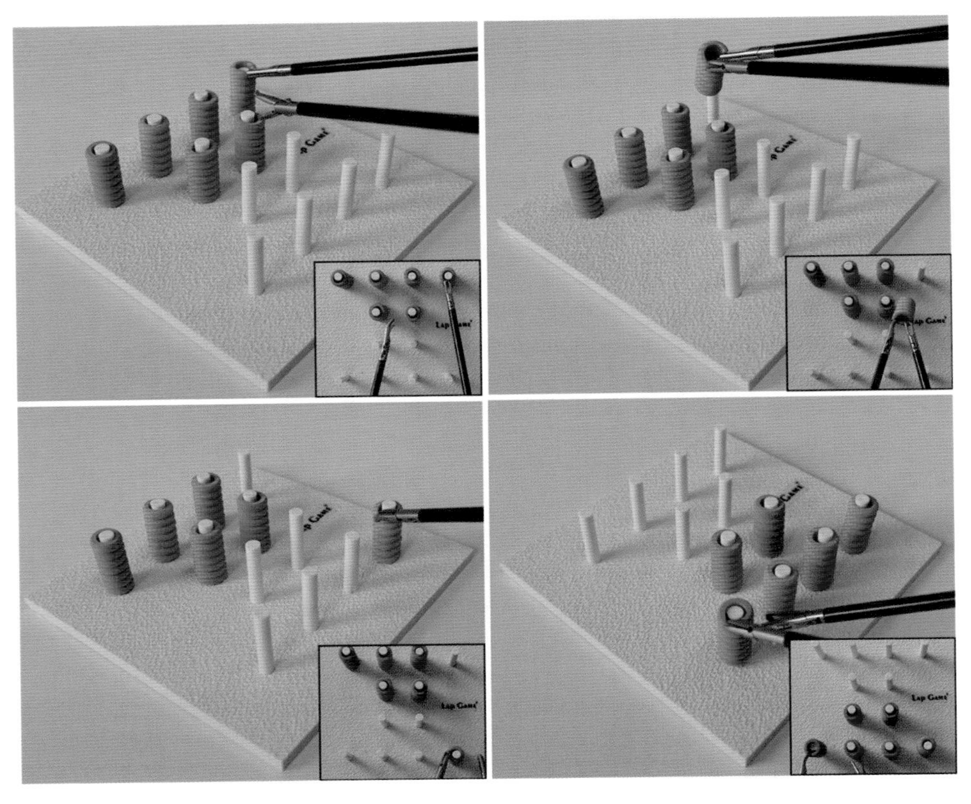

图 3-4-2　钉转移项目操作方法

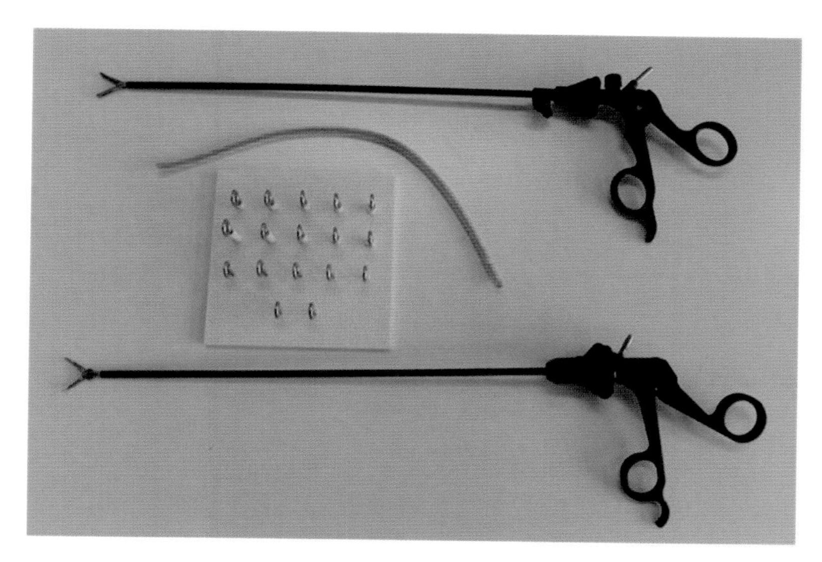

图 3-5-1　穿隧道项目物品准备

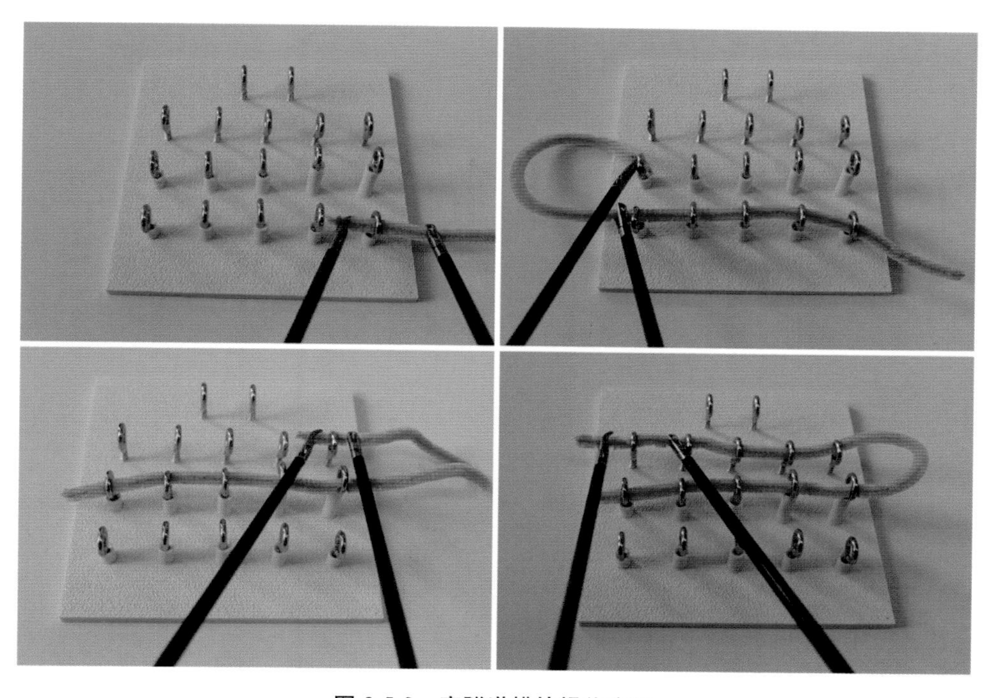

图 3-5-2　穿隧道模块操作方法

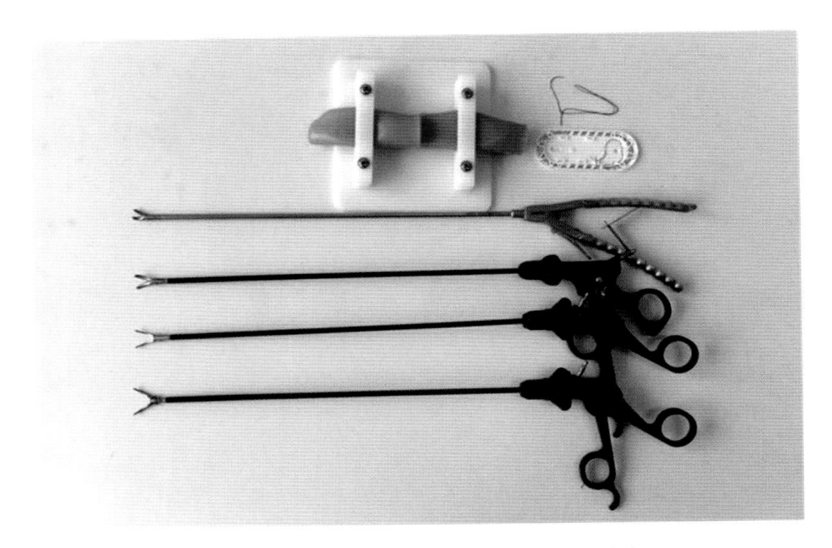

图 4-1-1 腹腔镜模拟肠-肠吻合术物品准备

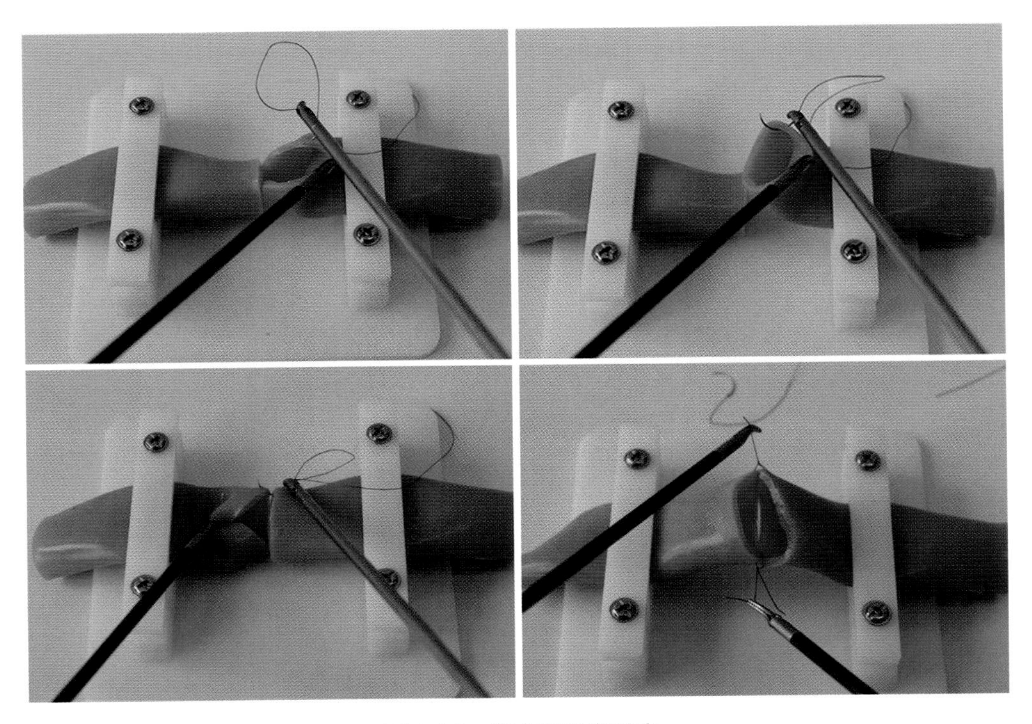

图 4-1-2 缝合两针牵引线

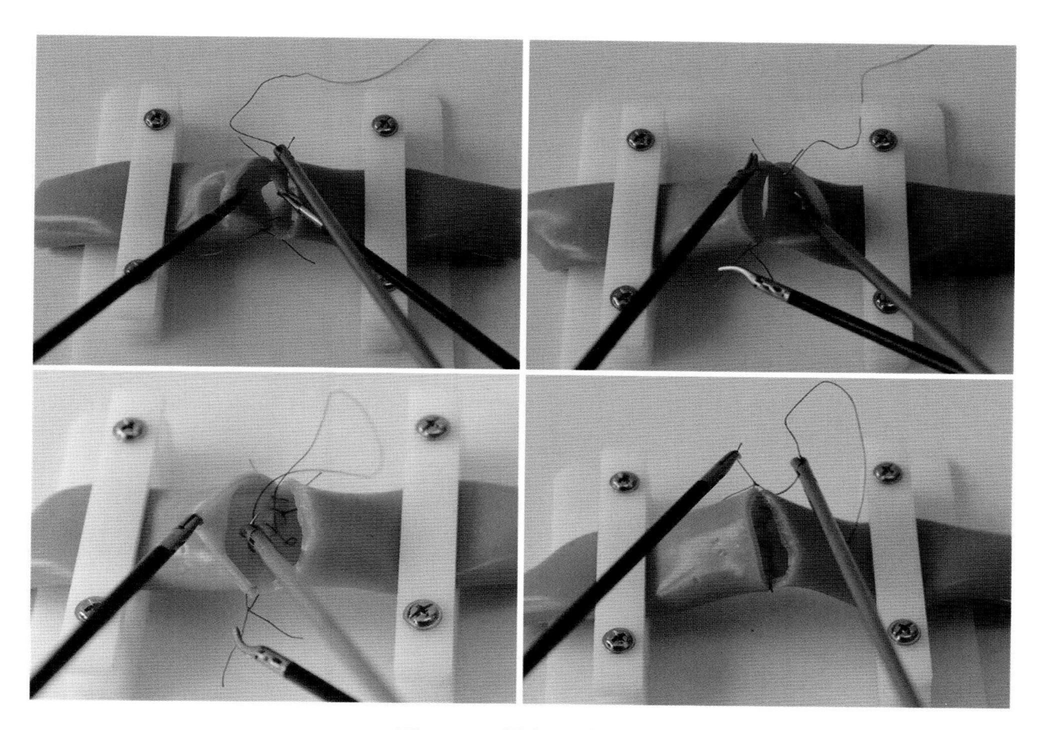

图 4-1-3　缝合后壁全层

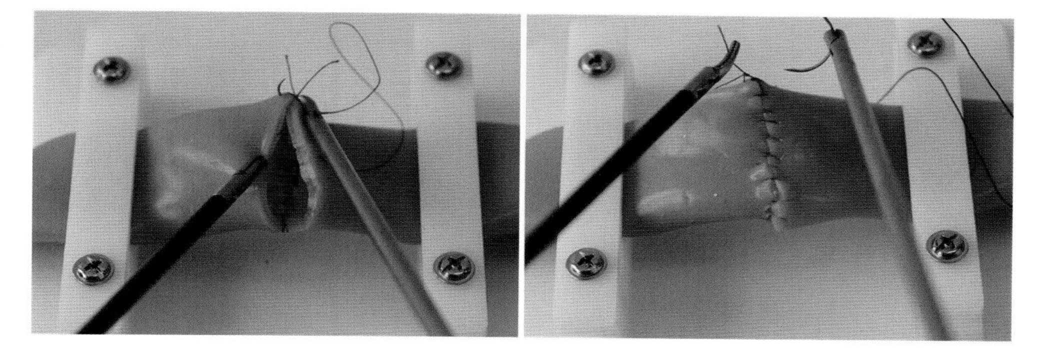

图 4-1-4　缝合前壁全层

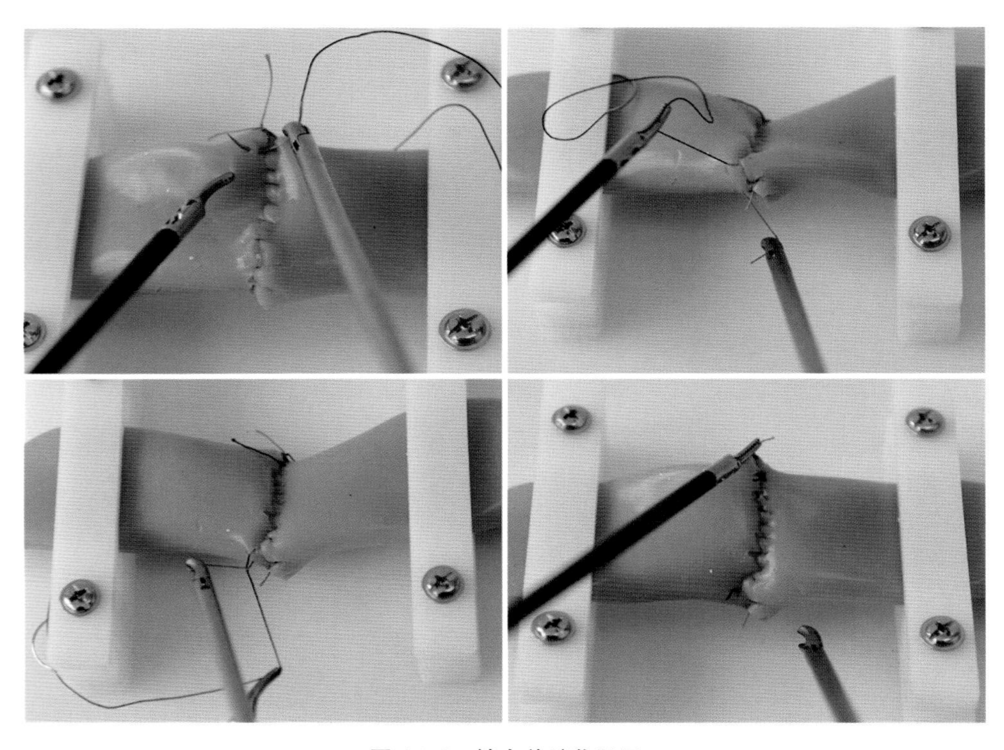

图 4-1-5　缝合前壁浆肌层

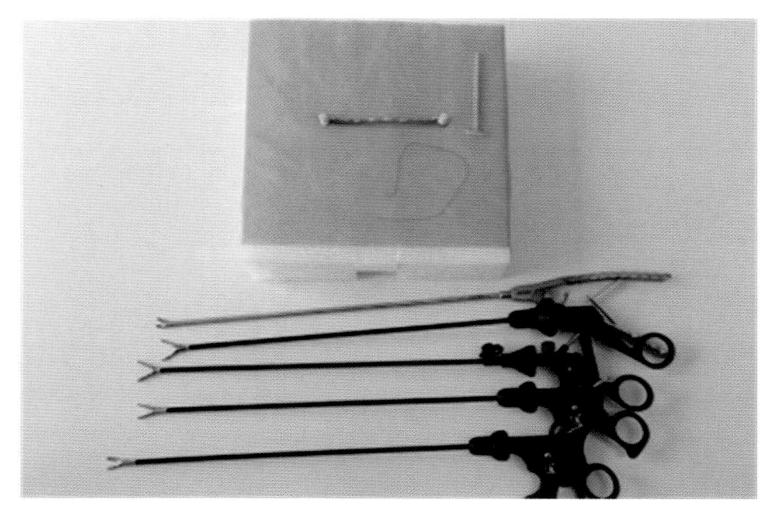

图 4-1-6　腹腔镜模拟胆总管切开 + T 管引流术物品准备

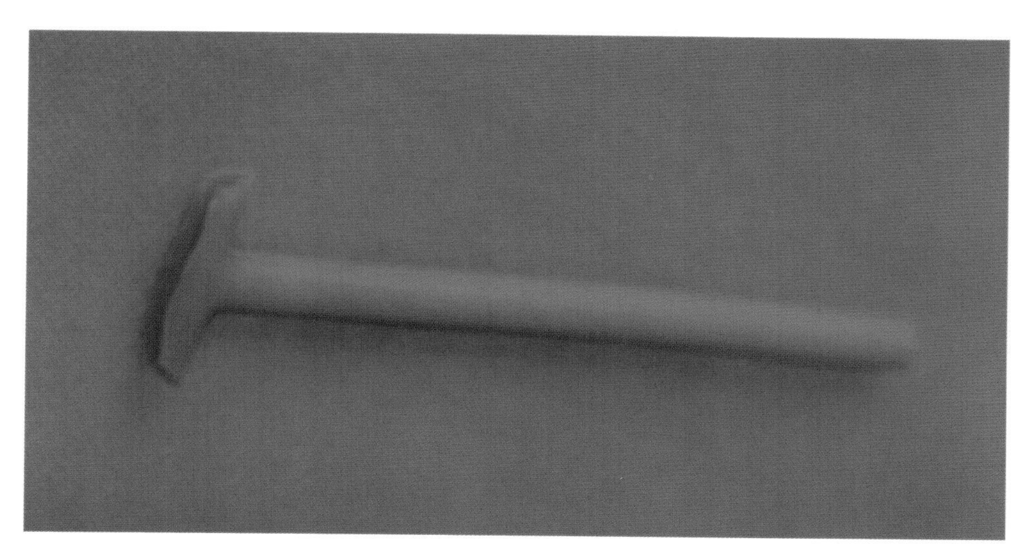

图 4-1-7　修剪 T 管

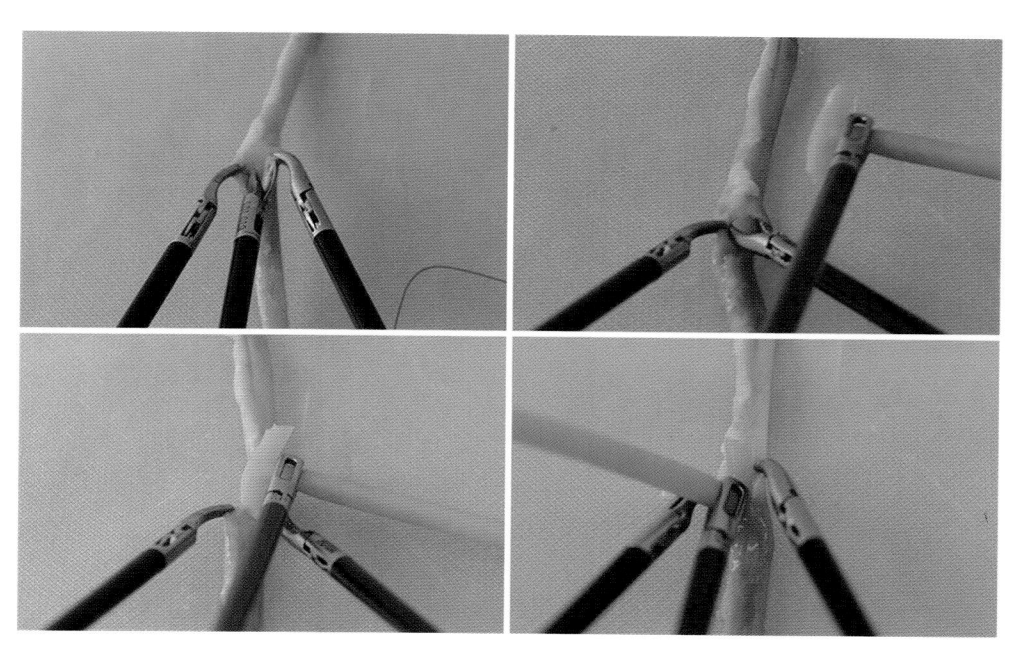

图 4-1-8　纵行切开胆总管，放入 T 管

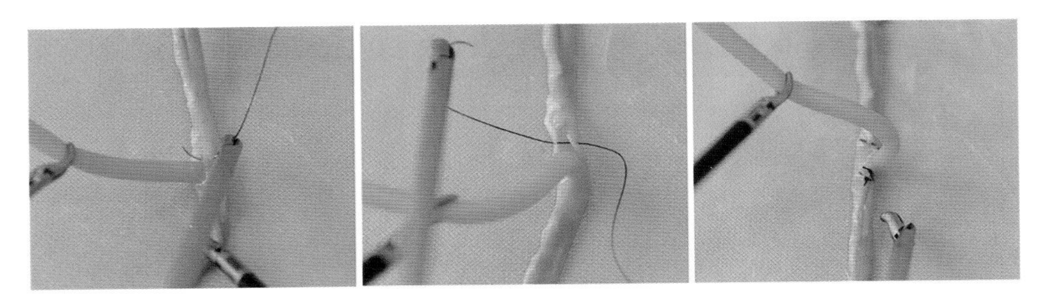

图 4-1-9　缝合关闭胆总管

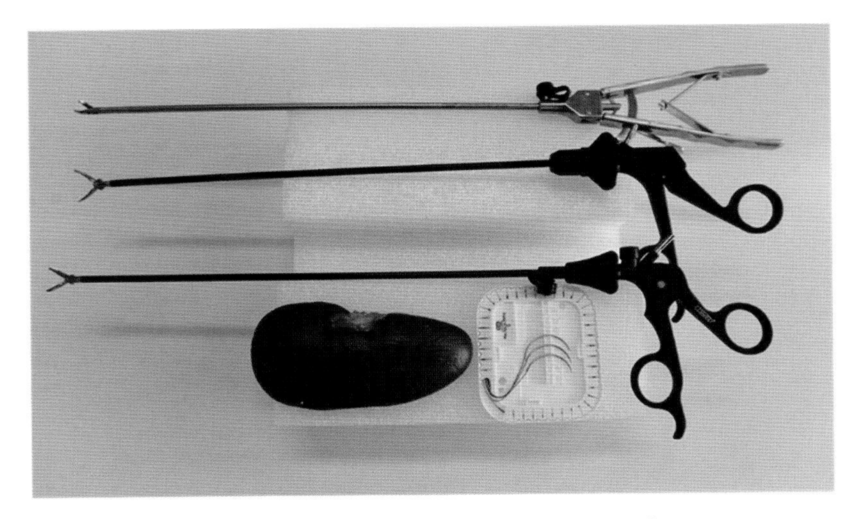

图 4-2-1　腹腔镜模拟肾部分切除术物品准备

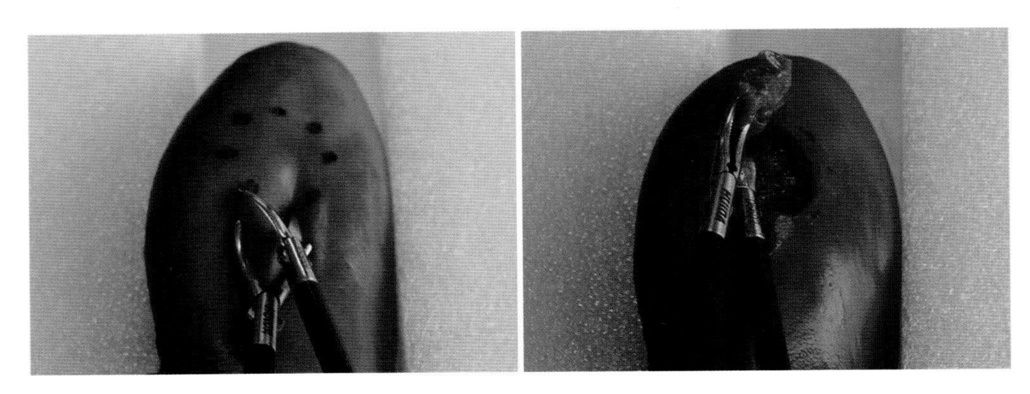

图 4-2-2　完整切除标记处部分肾脏组织(深度不少于 1 cm)

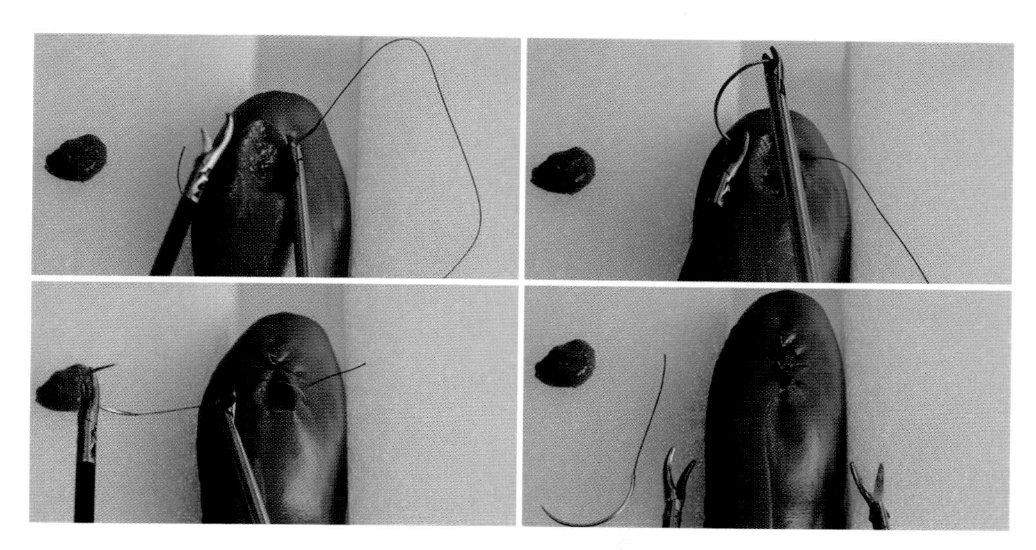

图 4-2-3　8 字缝合关系肾实质创面

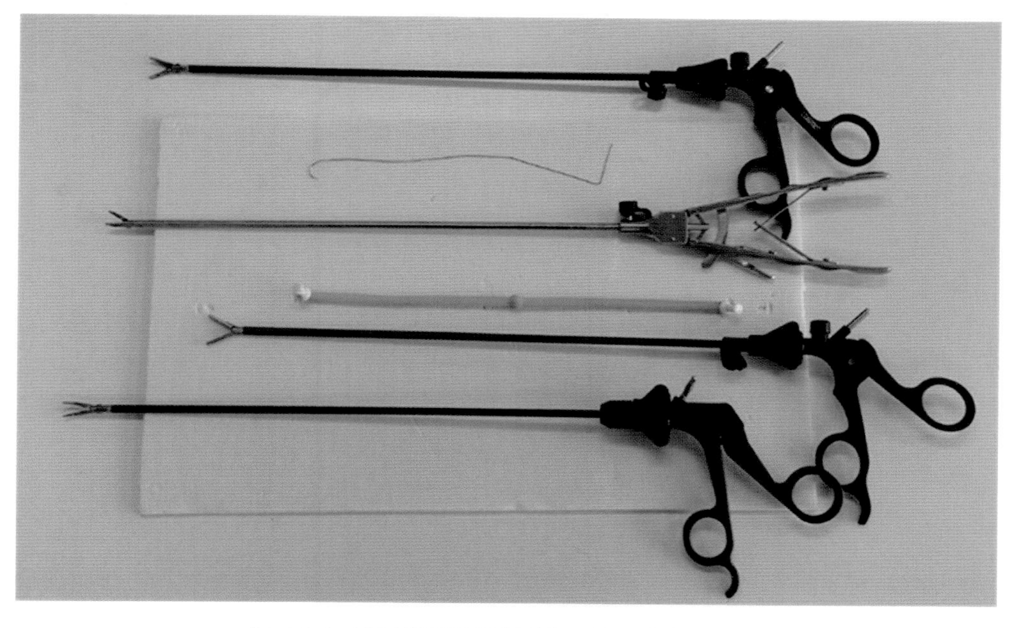

图 4-2-4　腹腔镜模拟输尿管切开取石术物品准备

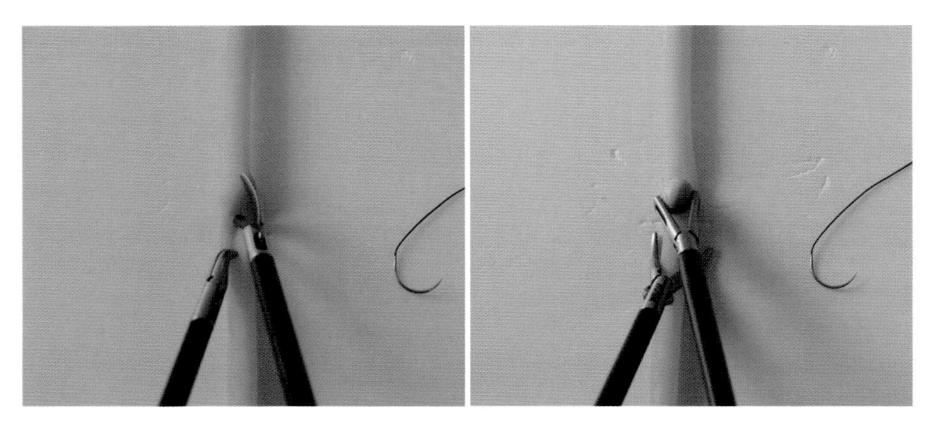

图 4-2-5　剪开输尿管并取出结石

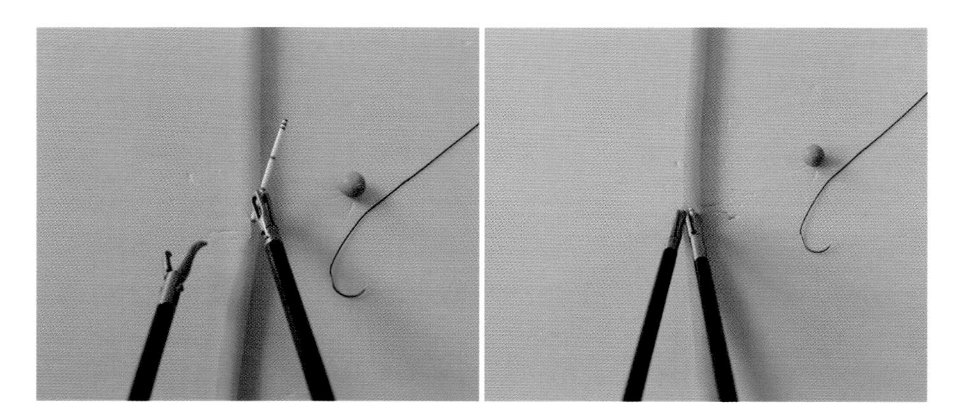

图 4-2-6　置入输尿管导管

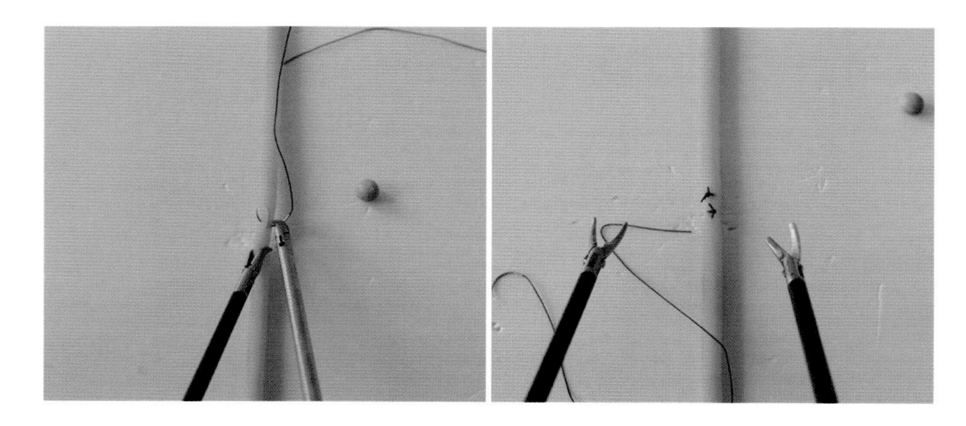

图 4-2-7　间断缝合关闭输尿管伤口

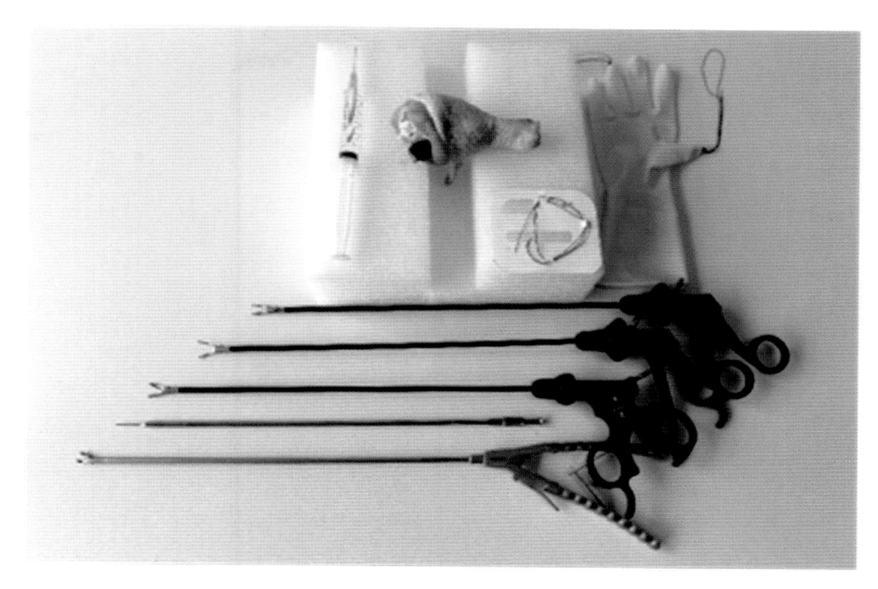

图 4-3-1　腹腔镜模拟子宫肌瘤切除术物品准备

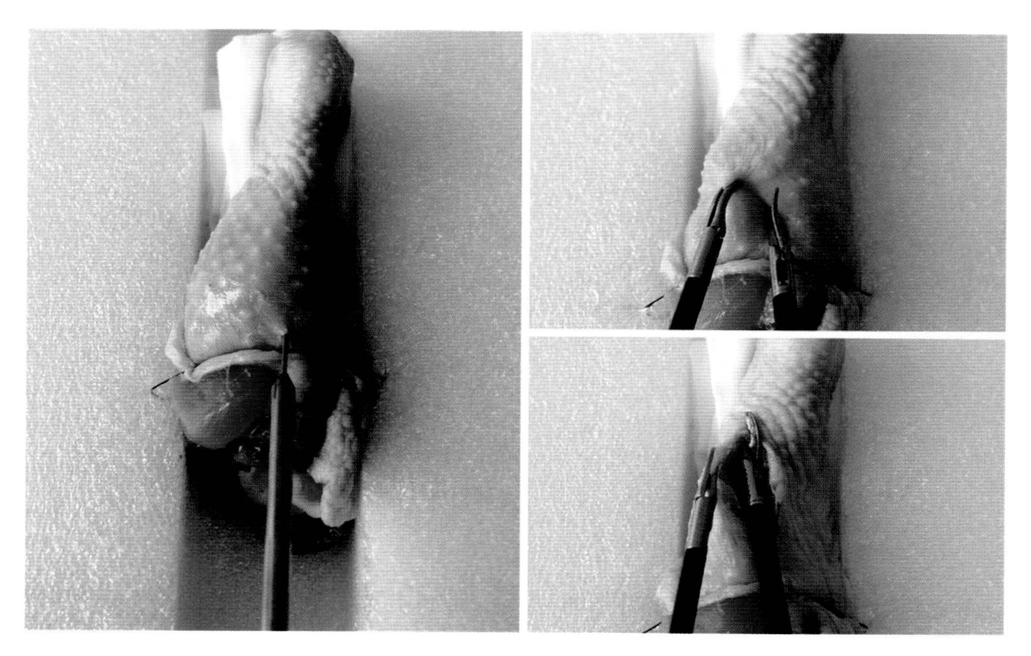

图 4-3-2　左:瘤体周围注射稀释垂体;右:剪开瘤体包膜、暴露瘤体

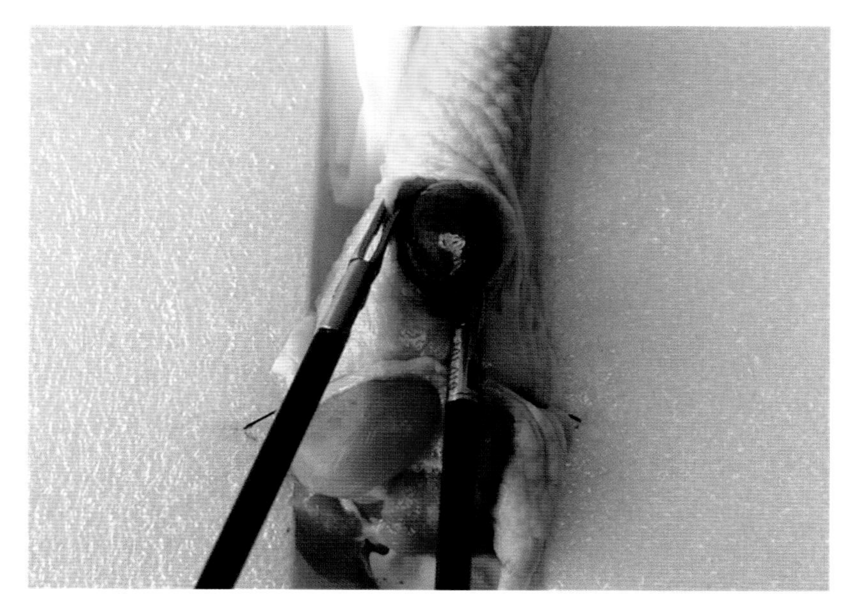

图 4-3-3　完整剥离瘤体

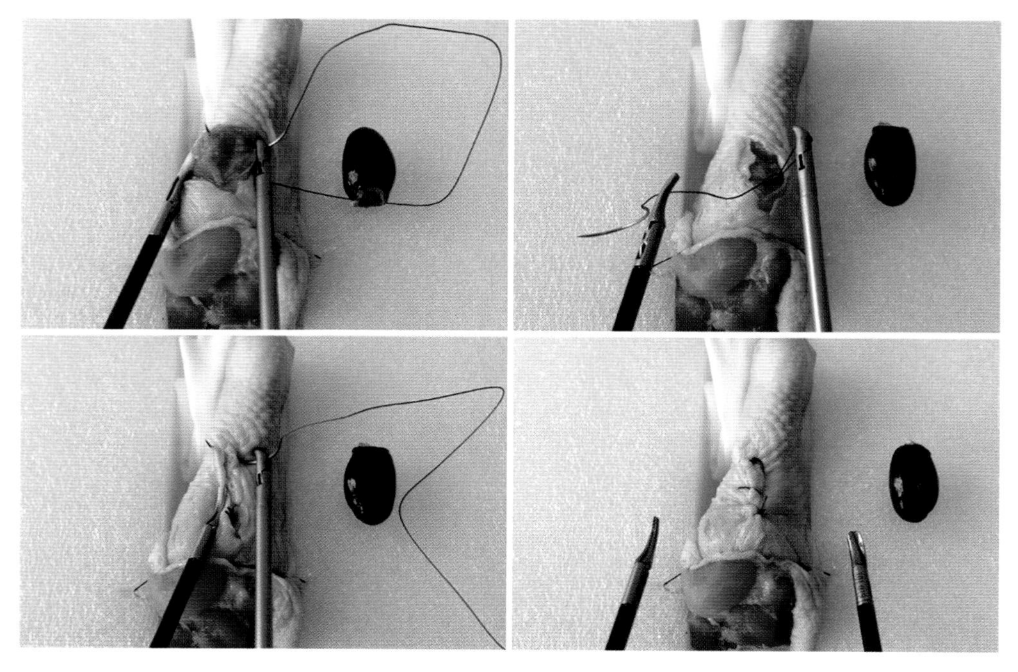

图 4-3-4　分层缝合子宫肌层和浆膜层

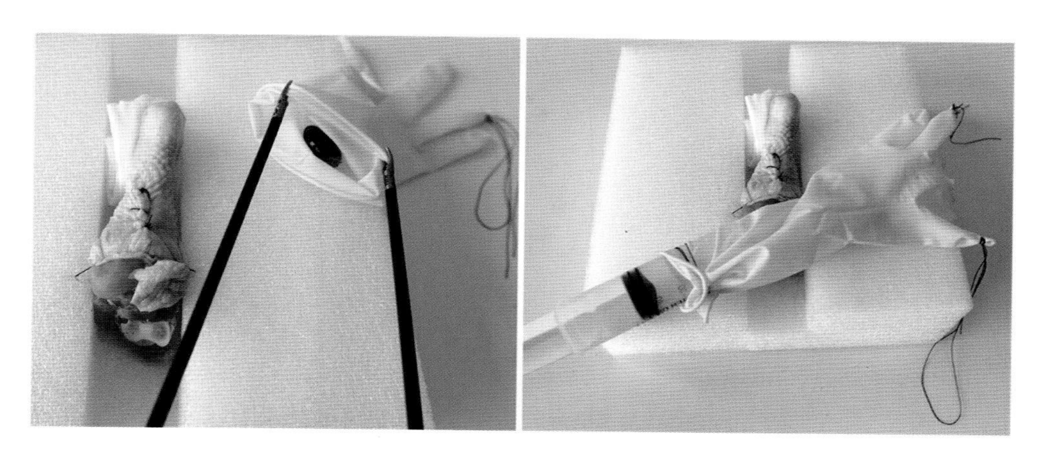

图 4-3-5　将肌瘤瘤体放置入标本保护套内旋切取出

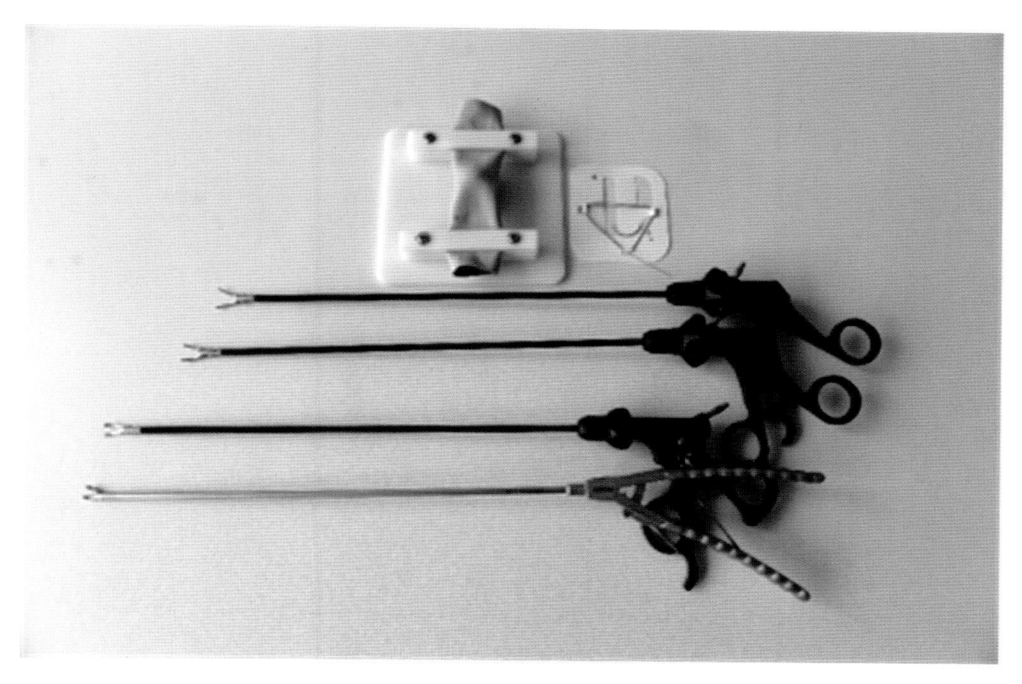

图 4-3-6　腔镜模拟卵巢囊肿剥除术物品准备

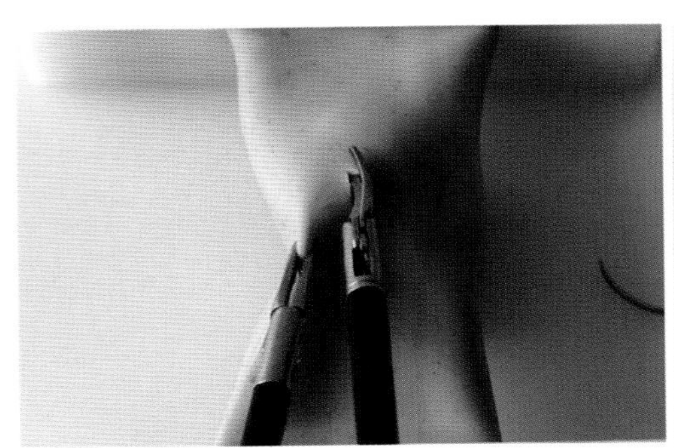
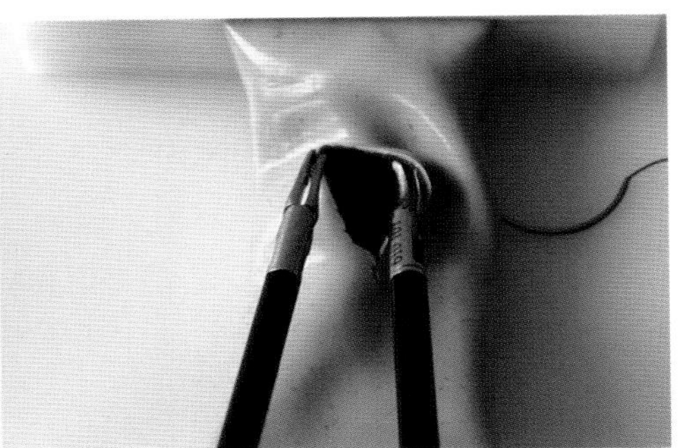

图 4-3-7　剪开卵巢囊肿表面皮质，暴露囊肿

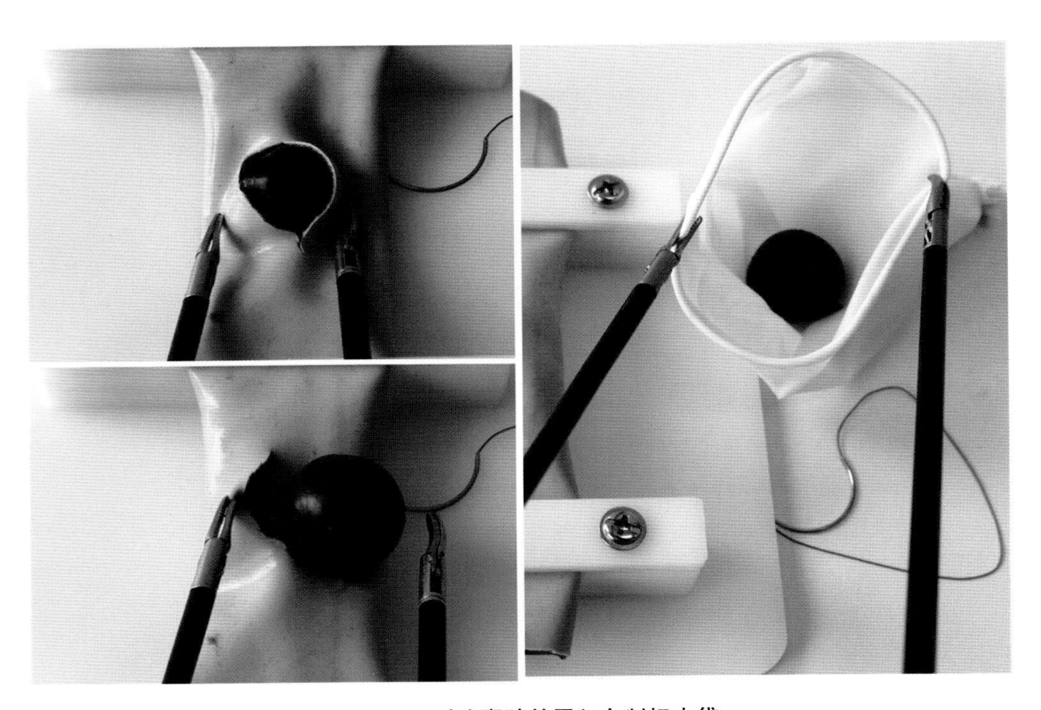

图 4-3-8　剥除囊肿并置入自制标本袋

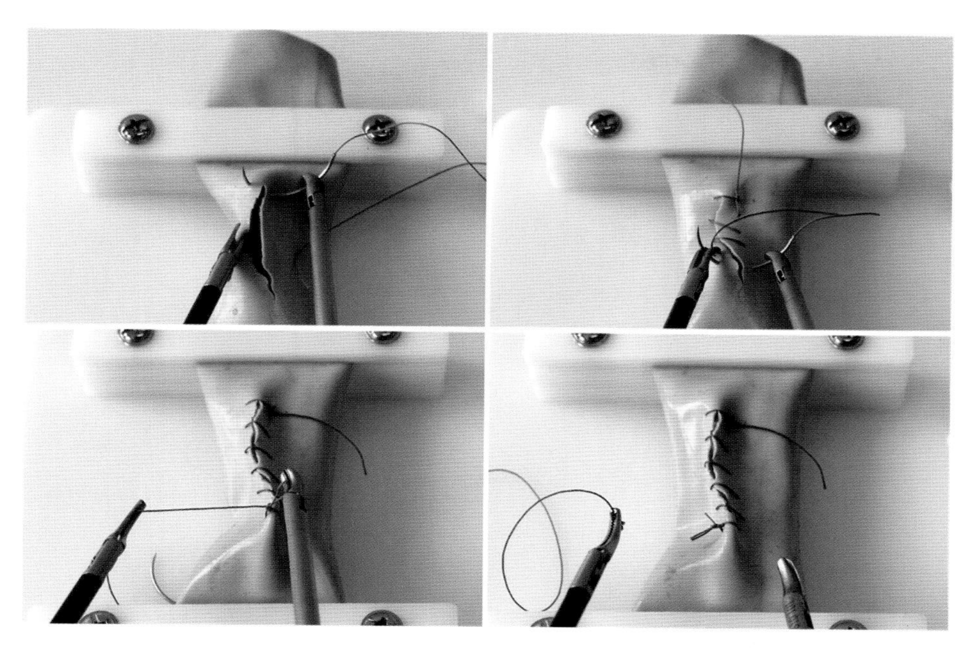

图 4-3-9　缝合卵巢皮质切口

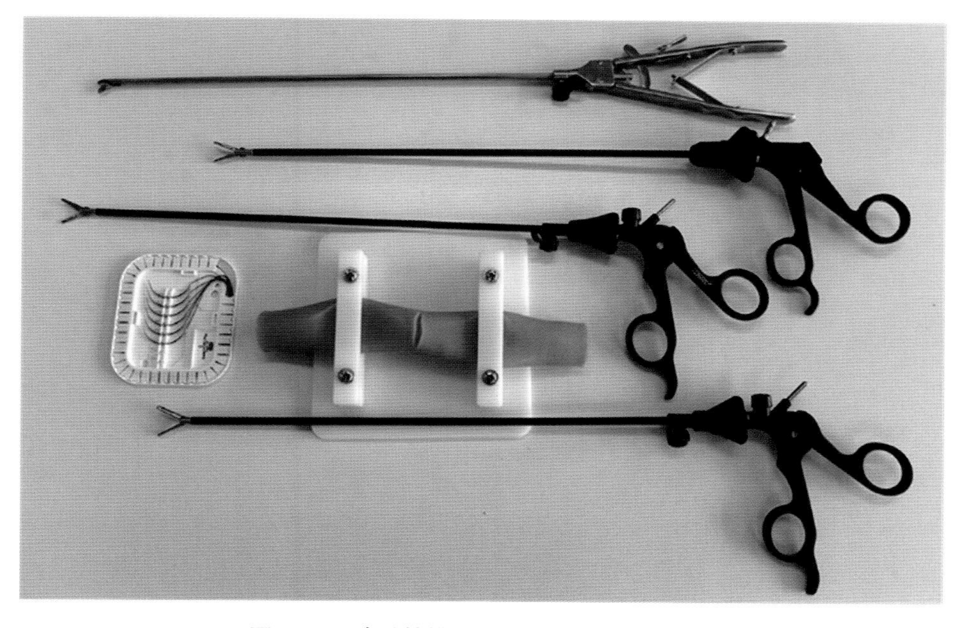

图 4-4-1　腹腔镜模拟肠穿孔修补术物品准备

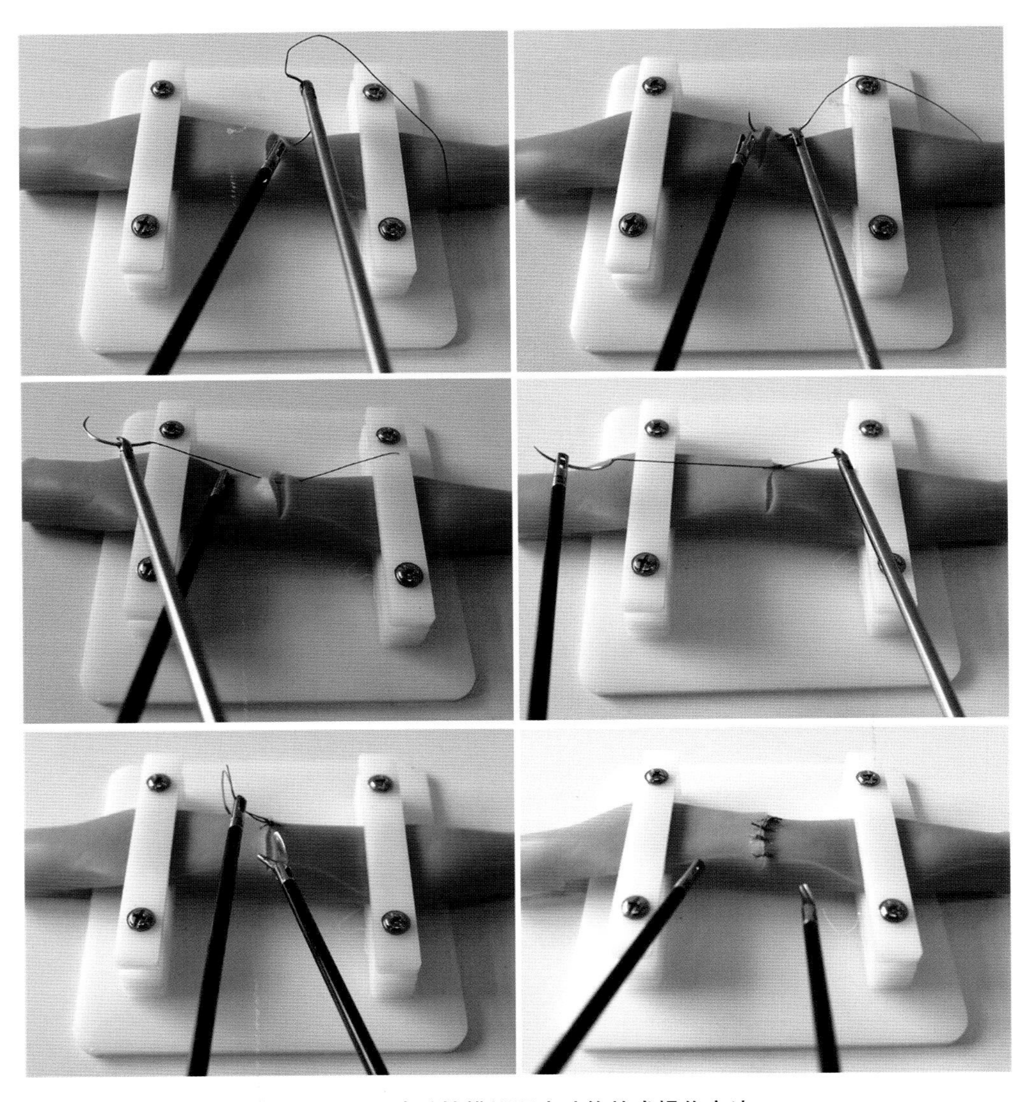

图 4-4-2　腹腔镜模拟肠穿孔修补术操作方法

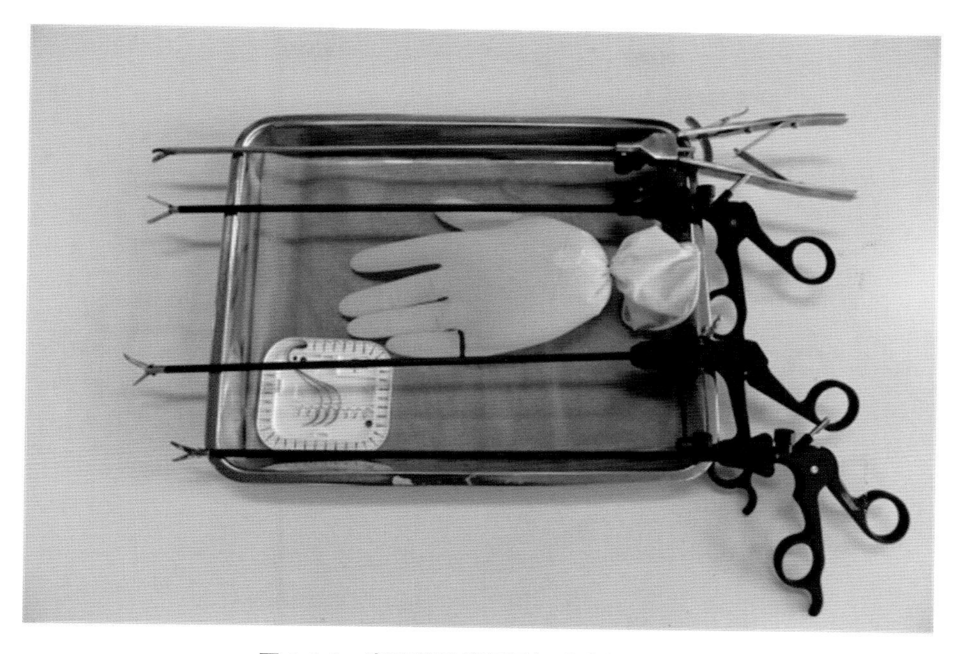

图 4-4-3　腹腔镜模拟阑尾切除术物品准备

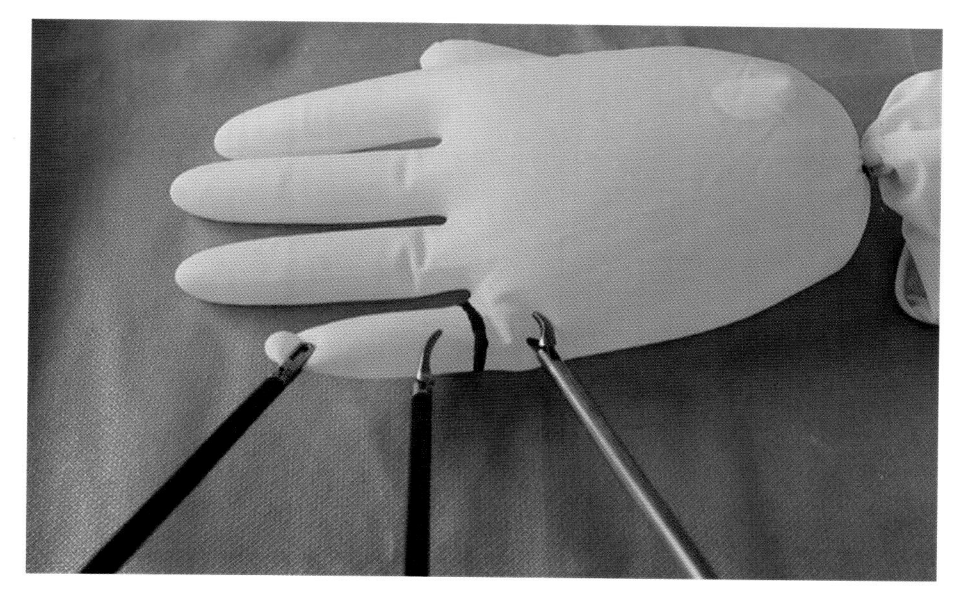

图 4-4-4　寻得预定结扎部位

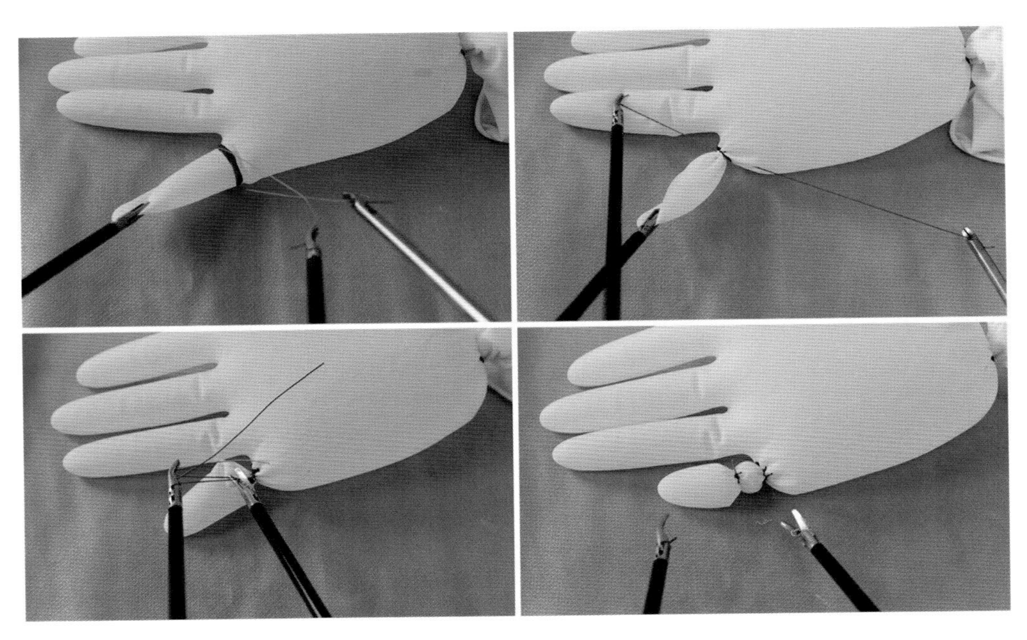

图 4-4-5　标记点处带线结扎

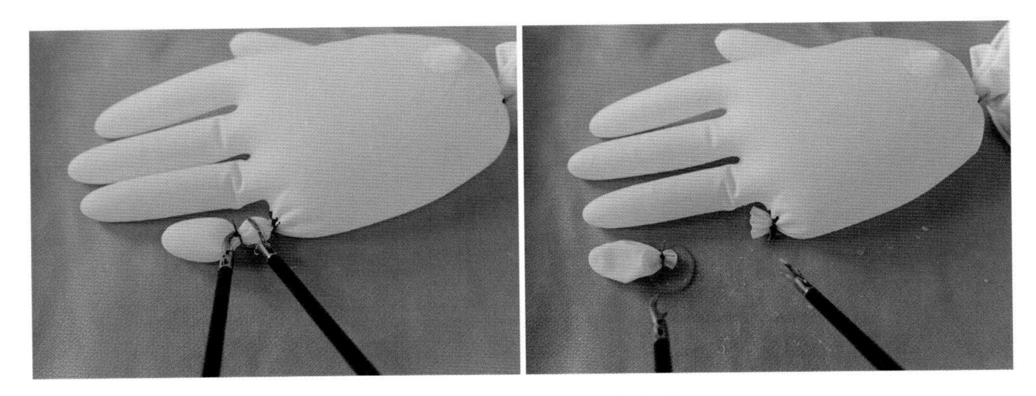

图 4-4-6　结扎线之间剪断指套

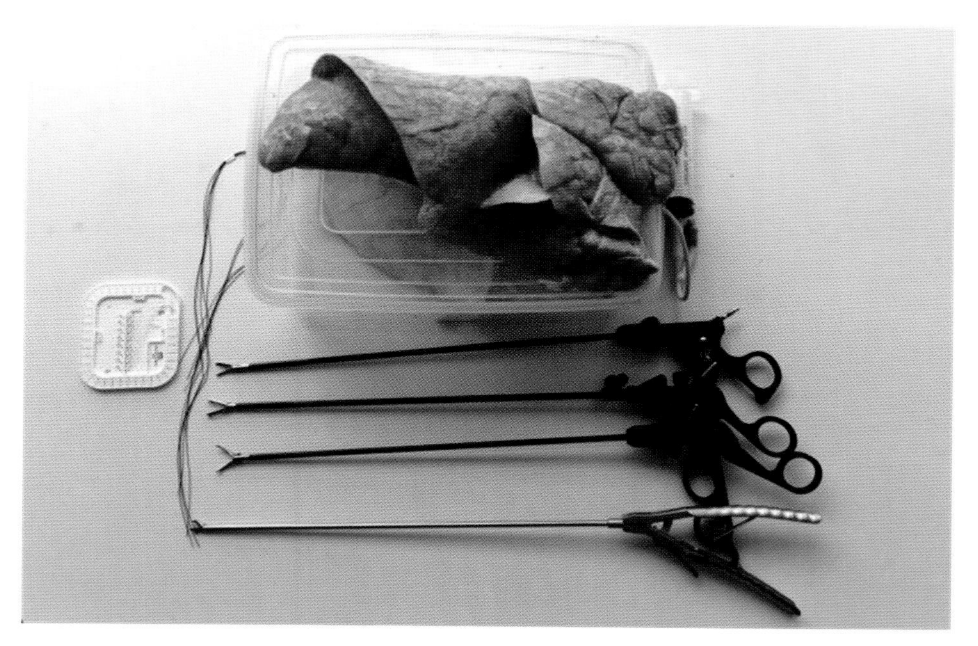

图 4-5-1　胸腔镜模拟肺叶切除术物品准备

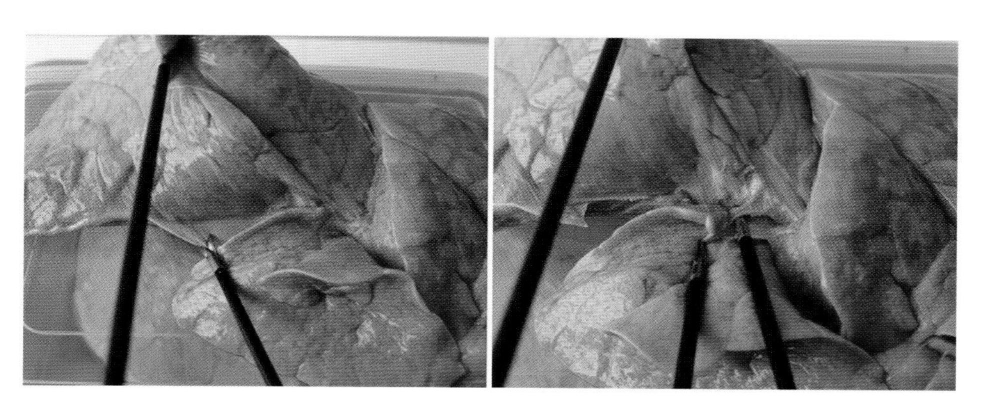

图 4-5-2　牵拉下肺,打开叶间裂;解剖肺门,裸化肺动脉

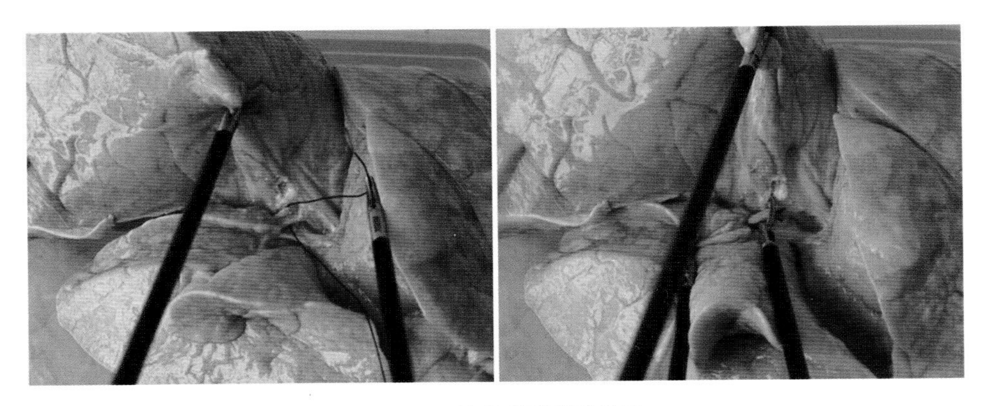

图 4-5-3　结扎并离断肺动脉

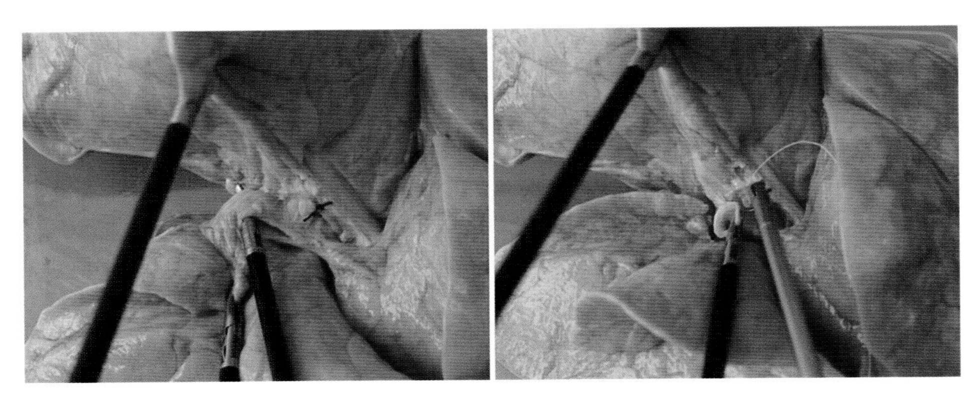

图 4-5-4　镂空并离断支气管，间断缝合支气管残端

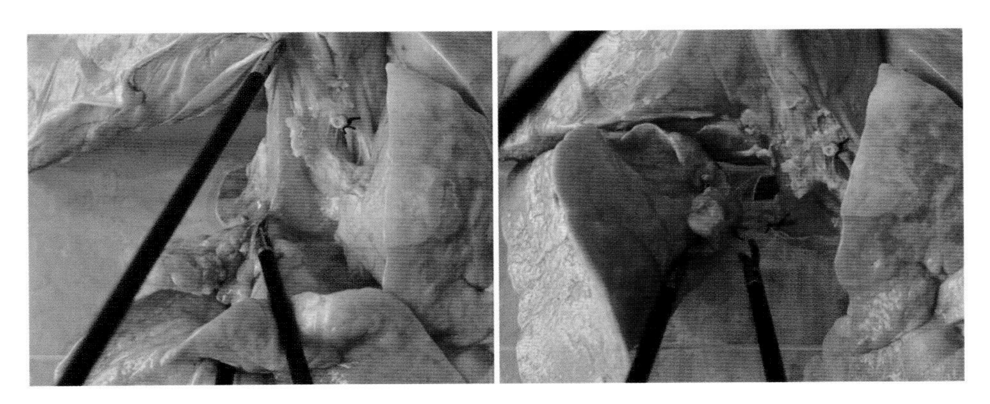

图 4-5-5　结扎并离断肺静脉

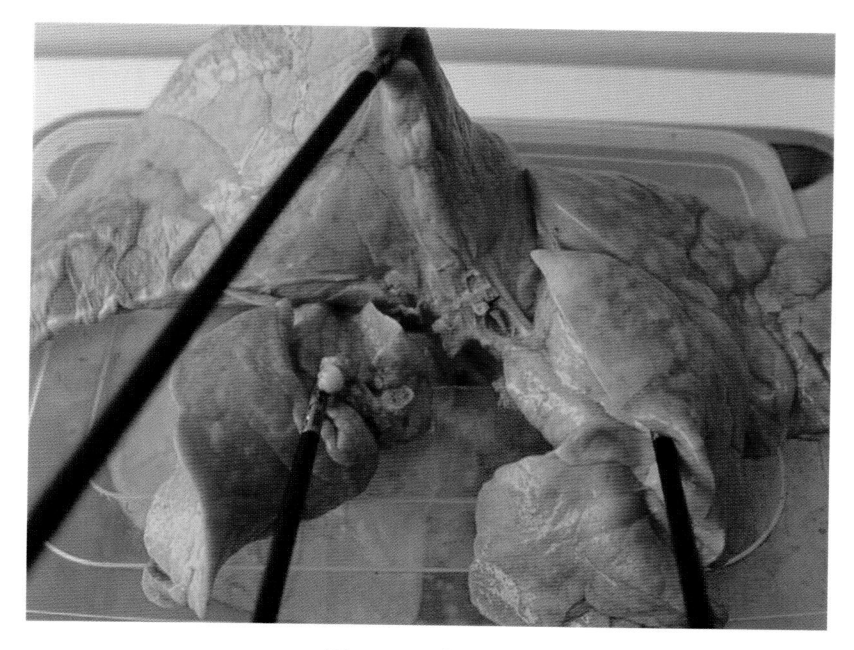

图 4-5-6　肺叶离体

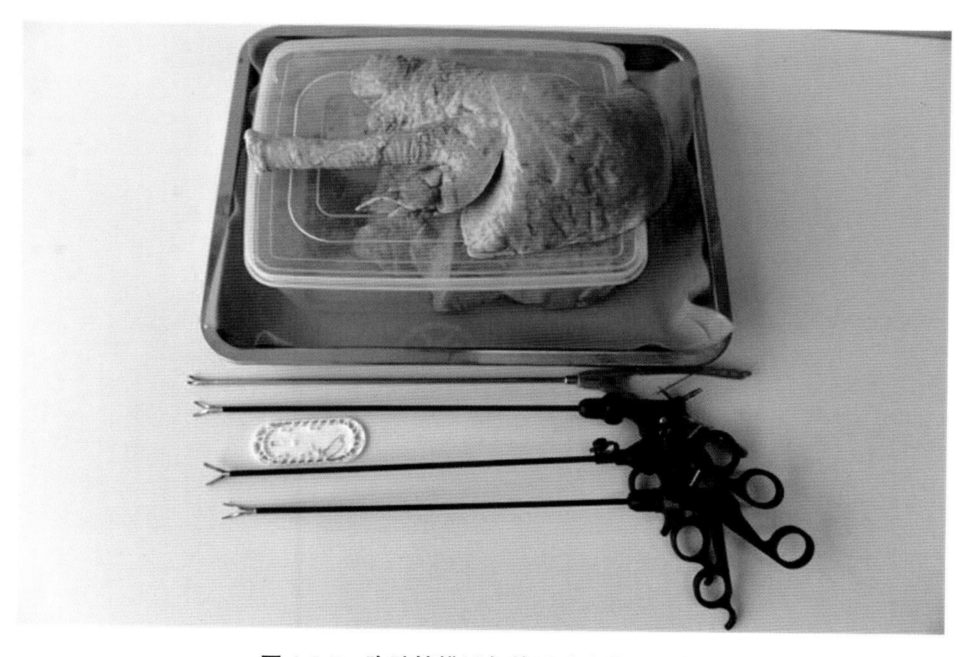

图 4-5-7　胸腔镜模拟气管重建术物品准备

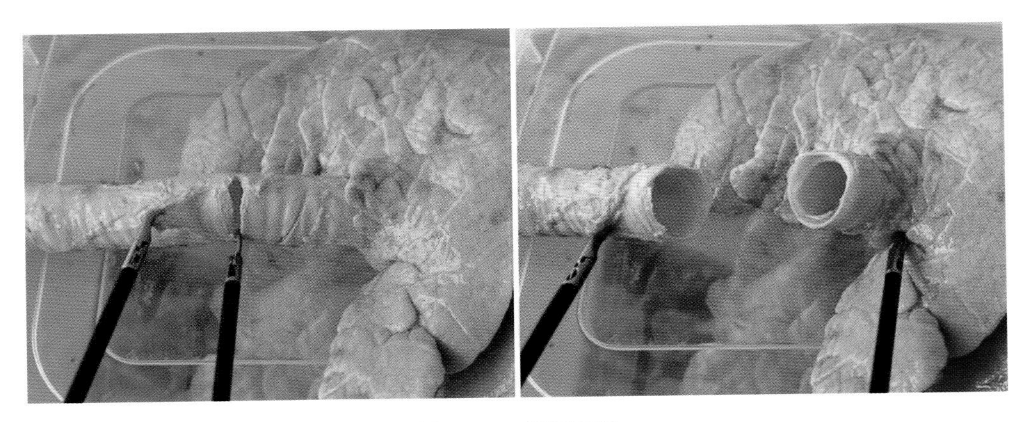

图 4-5-8 横断气管

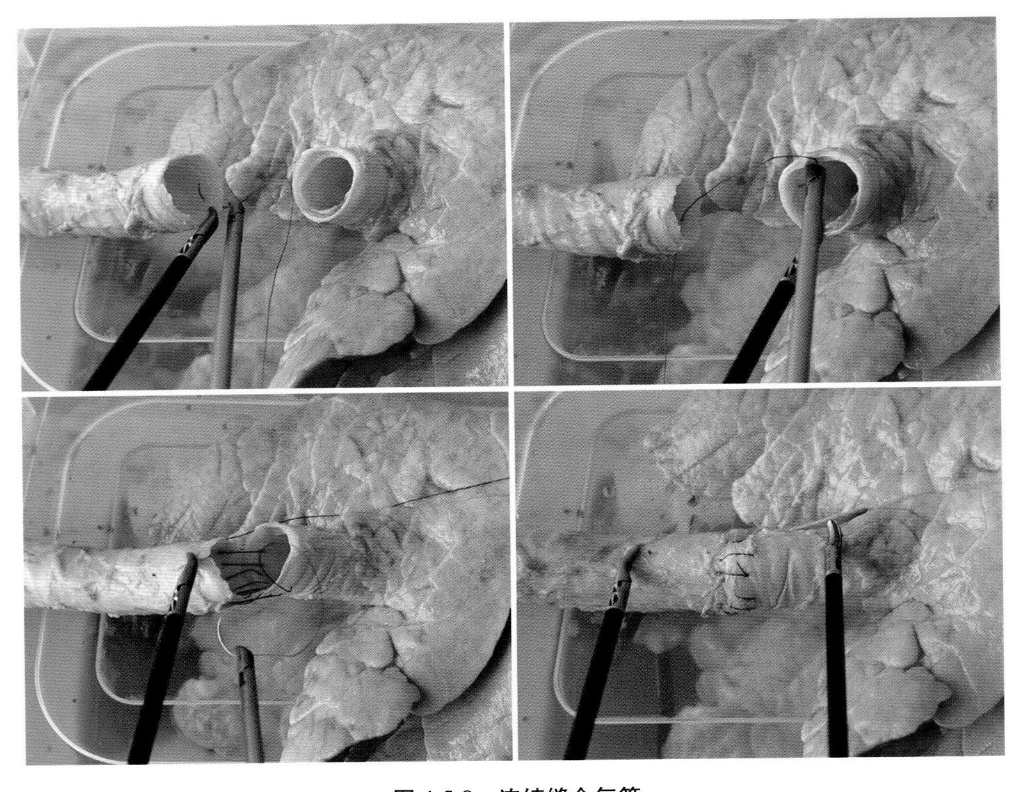

图 4-5-9 连续缝合气管

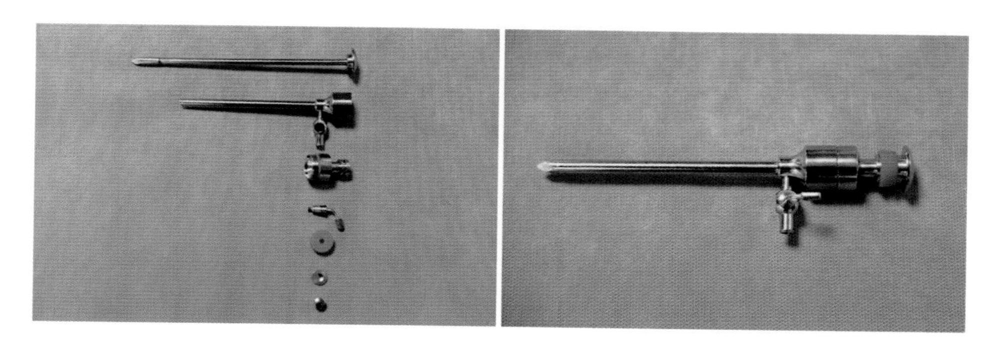

图 6-4-1　穿刺器拆装

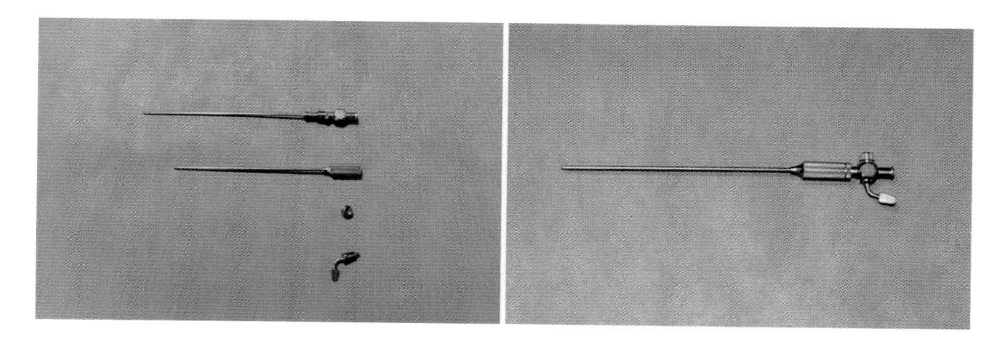

图 6-4-2　气腹针拆装

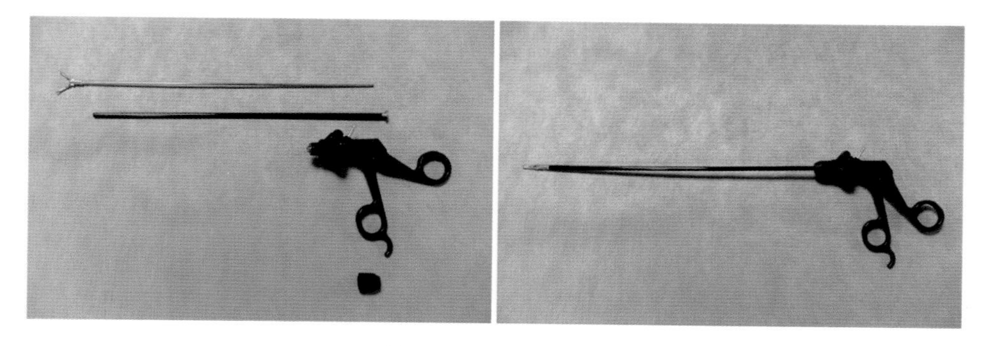

图 6-4-3　分离钳拆装

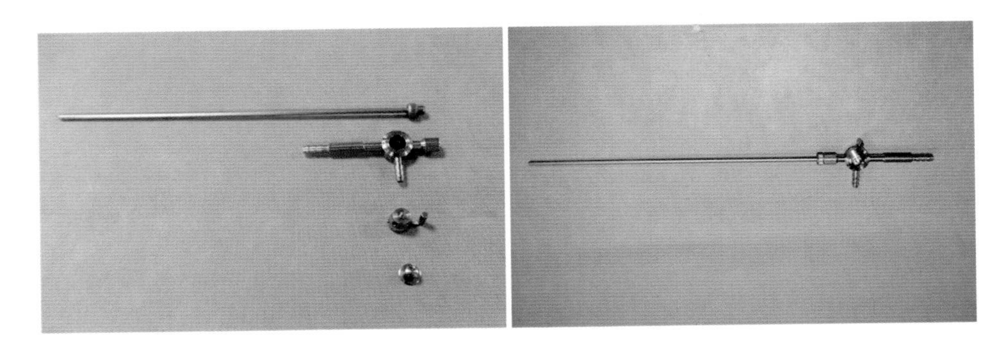

图 6-4-4 吸引器拆装

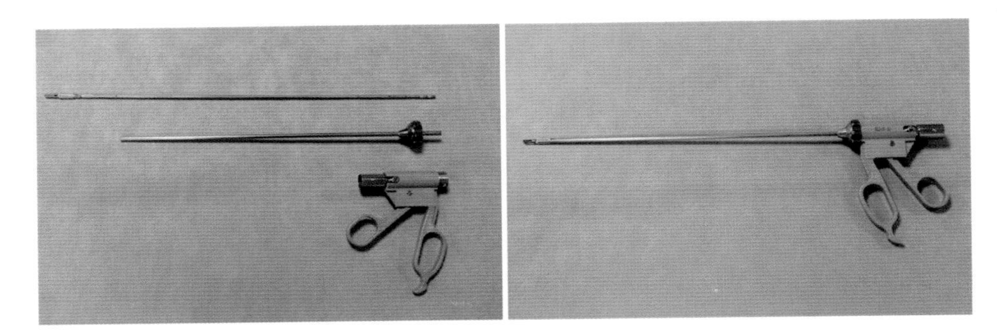

图 6-4-5 双极电凝钳拆装

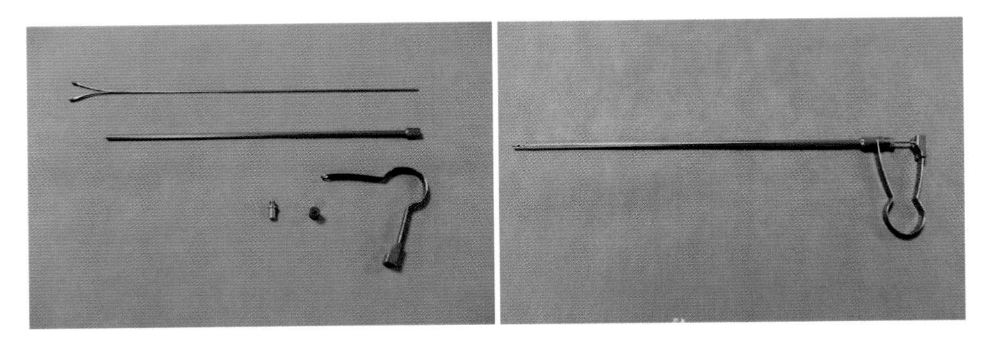

图 6-4-6 弹簧钳拆装